DES DIVERSES ESPÈCES

DE MORVE
ET DE FARCIN.

OUVRAGES DU MÊME AUTEUR.

Traité des maladies des yeux, observées sur les principaux animaux domestiques; Paris, 1825, in-8. avec 7 planch.

De la gastro-entérite épizootique; Paris, 1825, in-8.

Anatomie chirurgicale des principaux animaux domestiques; Paris, 1828, un vol. grand in-fol. avec 30 planches gravées et coloriées.

Exploration des organes de la respiration des principaux animaux domestiques.

Recherches expérimentales sur les caractères physiques du sang.

Des institutions médicales vétérinaires en France.

De la ferrure française comparée à la ferrure anglaise.

Réflexions sur un projet de loi sur les cas rédhibitoires dans le commerce des animaux domestiques.

IMPRIMERIE DE MOQUET ET COMP.,
RUE DE LA HARPE, 90.

DES DIVERSES ESPÈCES

DE

MORVE ET DE FARCIN

CONSIDÉRÉES

COMME DES FORMES VARIÉES

D'UNE MÊME AFFECTION GÉNÉRALE CONTAGIEUSE ;

Par U. LEBLANC,

MÉDECIN-VÉTÉRINAIRE,

Membre de la Société médicale d'Émulation de Paris et de la Société médicale Vétérinaire de Londres.

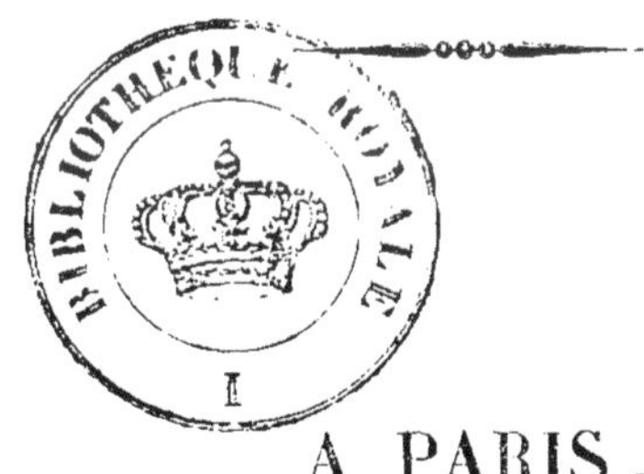

A PARIS,

CHEZ J.-B. BAILLIÈRE,

LIBRAIRE DE L'ACADÉMIE ROYALE DE MÉDECINE,

RUE DE L'ÉCOLE DE MÉDECINE, N° 17.

1839

Dans un moment où l'administration de la guerre vient de charger une Commission d'examiner de nouveau la question de la contagion de la Morve chez le cheval ; dans un moment où l'Académie royale de médecine vient de se saisir d'une question grave d'hygiène publique, celle de la possibilité de la transmission de la Morve du cheval à l'homme, j'ai cru qu'il était de mon devoir, comme de celui de tous les vétérinaires, de venir apporter aux savants chargés de cette double enquête, le faible tribut des observations qu'une longue pratique et de nombreuses expériences m'ont mis à même de faire sur cette maladie. Ces recherches m'ont conduit à cette conviction : Que la Morve est une maladie générale, dont les formes variées sont toutes contagieuses, à différents degrés.

Paris, le 15 janvier 1839.

DES DIVERSES ESPÈCES

DE MORVE

ET DE FARCIN.

§ I. Remarques préliminaires.

Les termes génériques *morve* et *farcin* sont employés pour désigner des lésions dont les principaux symptômes sont généralement connus. Mais dès que l'on examine les opinions des vétérinaires sur la nature et le siége de ces lésions, on trouve parmi eux de grandes dissidences. Cependant, ceux qui regardent comme des maladies fort distinctes les diverses formes de la morve et du farcin, appellent encore ces maladies, comme si elles naissaient d'une même source, *morve chronique*, *morve aiguë*, *morve pustuleuse*, *morve gangréneuse* ; *farcin chronique*, *farcin aigu*. Pour moi, je pense que, sous ces noms, on a décrit des modifications ou des formes diverses d'une seule et même maladie. On trouvera la preuve irrécusable de cette opinion dans les faits mêmes qui ont été recueillis avec soin par M. Dupuy (1), par M. Rodet (2) et par M. Renault (3). Dans ces observations, il n'est pas rare de trouver indiquées à côté des lésions que l'on dit caractériser la morve aiguë, par exemple, d'autres lésions qui appartiennent à la morve chronique; d'autres fois ce sont des lésions que l'on attribue spécialement à la morve gangréneuse qui sont réunies à des pustules, à des tubercules. Ces rapports sont encore bien plus frappants dans une quatrième espèce de morve admise par M. Delafond, et qu'il désigne par ces mots : « Terminaison » (de la morve chronique) avec résorption puru-» lente, gangrène et altération générale des li-» quides (4). »

L'identité de nature des diverses espèces de morve est si réelle qu'il est admis généralement, même par ceux qui les croient distinctes, qu'une espèce succède souvent à une autre : la morve chronique à la morve aiguë, la morve aiguë à la morve chronique, la morve gangréneuse à la morve aiguë, le farcin aigu au farcin chronique, le farcin chronique au farcin aigu etc. Ces transfor-

(1) Dupuy, *De l'affection tuberculeuse*, 1817.

(2) Rodet, *Recherches sur la nature et la cause de la morve*, 1830.

(3) *Recueil de médecine vétérinaire*, 1834.

(4) Delafond, *Traité de la police sanitaire*, tableau synoptique, 1838.

mations, ne sont, pour moi, que des formes d'un même mal, que des aggravations ou des améliorations d'une même affection. Je ne parlerai point ici de ces *degrés* à époques fixes que l'on a admis pour la morve chronique; car rien n'est aussi variable que la succession des symptômes et des lésions qui constituent les diverses formes de morve et de farcin. Il n'est pas rare, par exemple, dans ce que l'on appelle la *morve chronique*, de voir apparaître pour premières lésions caractéristiques, des lésions qui n'appartiennent qu'au second ou au troisième degré de certains auteurs. De même, la morve peut débuter par la forme aiguë ou gangréneuse ou ecchymotique, et revêtir plus tard le caractère chronique. J'ajouterai encore, en faveur de la consanguinité des diverses espèces de morve et de farcin, que tout le monde reconnaît que ce sont les mêmes causes qui les produisent. Seulement on n'est pas d'accord sur la contagion que les uns admettent pour la morve aiguë, la morve gangréneuse et le farcin aigu, et qu'ils contestent à la morve et au farcin chroniques.

Admettant la consanguinité des diverses espèces de morve et de farcin, je vais exposer dans un seul paragraphe les caractères anatomiques de ces maladies.

§ II. Des lésions anatomiques de la morve et du farcin, et de leur nature.

La morve et le farcin chroniques, comme les formes aiguës de ces affections, sont des *maladies générales* dont les lésions caractéristiques se montrent de préférence dans certains organes. Ces affections ont leur siége le plus apparent dans les fosses nasales et dans le système lymphatique; mais il y a toujours d'autres lésions concomitantes, même pour le farcin dont la localisation dans le système lymphatique paraît frappante.

Les lésions, dans la morve et le farcin (que je vais réunir dans une même description), sont :

1° L'*altération générale des liquides* qui, même dans les cas où elle n'est pas très-manifeste, semble indiquée par le développement dans un grand nombre d'organes, de lésions particulières. Les altérations du fluide lymphatique sont presque constamment reconnaissables à l'œil nu dans les vaisseaux d'un certain calibre, surtout dans les vaisseaux qui forment la base des cordes dites *farcineuses*, et dans les ganglions lymphatiques. Et il n'y a pas de doute pour moi que certaines tumeurs isolées, dites *boutons de farcin*, ne soient formées en grande partie, à leur origine, par du liquide lymphatique coagulé, accumulé dans des vaisseaux ou dans de petits ganglions lymphatiques;

car il arrive souvent que l'on peut suivre jusque dans ces boutons des vaisseaux lymphatiques remplis d'une matière coagulée semblable à celle que l'on observe dans des vaisseaux lymphatiques d'un plus grand calibre.

Quand on examine, avec attention, les lymphatiques d'une région atteinte de farcin, on remarque que ces vaisseaux sont distendus par un liquide plus épais et plus coloré en jaune (1) que dans l'état de santé, ou par une matière coagulée et d'une nuance jaune plus tranchée encore.

Les vaisseaux qui renferment le liquide altéré sont presque toujours malades; leurs parois sont épaissies, opaques; souvent leur membrane interne est pointillée de rouge; elle est inégale, et adhérente au caillot lymphatique; dans quelques points, elle est plus molle sans être ulcérée; ailleurs elle est complétement ramollie. Le ramollissement s'étend à la totalité de l'épaisseur du vaisseau sur un point de sa circonférence; le coagulum lymphatique en rapport avec cette ulcération du vaisseau, se ramollit aussi; le tissu cellulaire qui correspond à l'ouverture ul-

(1) J'ai observé aussi quelquefois une autre altération du fluide lymphatique. Ce liquide était d'un blanc laiteux, ayant entièrement l'aspect du pus. C'était à la suite de phlegmons profonds, à la suite d'inflammations graves des cordons testiculaires, après la castration, et lorsqu'il y avait résorption purulente.

cérée du vaisseau se tuméfie, se durcit, puis se ramollit ensuite. Alors existe un dépôt plus ou moins volumineux qui a son siége, partie dans le tissu cellulaire, partie dans le vaisseau lymphatique même. On observe ordinairement ces dépôts près des valvules des vaisseaux lymphatiques; ce qui tient à ce que le liquide lymphatique épaissi ou coagulé s'est accumulé en plus grande quantité dans ces points, probablement par suite de l'obstacle qu'il a éprouvé à circuler. Cela expliquerait la disposition des cordes dites farcineuses et celle des petites tumeurs qui se trouvent de distance en distance ou dans la direction des cordes. Quand ces petits abcès ou ces boutons de farcin ont leur siége dans des vaisseaux lymphatiques superficiels, ils ne tardent pas à s'ouvrir à la surface du corps, après avoir détruit la peau. Lorsqu'ils sont profonds, ils s'agrandissent aux dépens des tissus voisins qui se détruisent ou s'atrophient, et il se forme des abcès.

Tous les boutons de farcin ont à peu près les mêmes caractères. Le liquide qu'ils contiennent lorsqu'ils sont ramollis offre, dans tous, la plus grande analogie : c'est le plus souvent un mélange, dans des proportions variables, d'un liquide filant et d'une matière coagulée; de tissu cellulaire infiltré, ramolli, de matière purulente d'aspect variable (selon les tissus dans lesquels le bouton s'est développé), enfin quelquefois de stries de sang. Jamais on ne trouve de pus phlegmoneux dans ces petits abcès.

Les boutons de farcin qui n'ont pas évidemment leur siége dans les principaux vaisseaux lymphatiques, n'ont point de disposition déterminée; ils sont disséminés çà et là, et en plus grand nombre dans les régions où il y a le plus de vaisseaux lymphatiques. Ces boutons ou ces dépôts sont tantôt superficiels, tantôt profonds; on en trouve dans beaucoup d'organes, dans les muscles, dans les tendons, dans le périoste, dans la peau, dans les testicules, dans les ganglions lymphatiques, dans les poumons, dans les membranes muqueuses, même dans les membranes muqueuses du canal digestif.

Quelquefois ces boutons farcineux sont mous dès leur apparition, et s'ouvrent très-promptement. C'est lorsque la maladie fait des progrès rapides, ou lorsque l'altération des liquides est profonde. Dans ce cas, ces boutons ne sont plus limités à quelques régions seulement; ils se montrent à la fois dans toutes les parties du corps. Le liquide qu'ils contiennent n'est point un mélange de parties hétérogènes; il a, à peu près, le même aspect dans tous les points; il est quelquefois limpide; plus souvent il est trouble et livide (1). Dans le dernier cas, le liquide lymphatique est profondé-

(1) *Journal de méd. vét. théorique et pratique*, année 1833, page 361.

ment altéré, et le sang l'est également de manière à frapper ceux qui sont le moins exercés à l'étude de ce liquide.

On a voulu distinguer ces sortes de boutons farcineux des véritables boutons de farcin, parce que leur cavité ne communiquait pas, disait-on, avec les vaisseaux lymphatiques ; en y introduisant du mercure on n'avait pas pu parvenir à injecter les vaisseaux lymphatiques voisins. Mais il peut arriver que le mercure ne pénètre pas dans certains vaisseaux, soit parce qu'ils sont trop ténus, soit parce qu'ils sont obstrués; d'ailleurs je ne pense pas qu'il faille absolument rencontrer un ou plusieurs lymphatiques bien apparents sur les limites d'un bouton farcineux, pour dire que la petite tumeur ou le petit abcès est réellement farcineux. Ce qui me porte à regarder ces boutons *isolés* comme ayant le caractère farcineux, c'est l'apparition fréquente et simultanée des diverses formes de cordes et de boutons sur un même cheval. Il en est, à cet égard, du farcin comme de la morve, dont toutes les formes, dont toutes les nuances peuvent aussi se rencontrer sur le même animal.

En traitant des altérations du liquide lymphatique des chevaux morveux et farcineux, je dois faire connaître mon opinion sur les lésions morveuses que l'on appelle communément *tuberculeuses*, soit dans la membrane muqueuse des voies respiratoires, soit dans les poumons, soit dans les ganglions lymphatiques, soit enfin dans d'autres organes.

Ces petites masses dites tuberculeuses ont reçu diverses dénominations : selon leur apparence, on les a distinguées en tubercules crus, tubercules ramollis, tubercules enkystés. On les a regardées comme le produit d'une sécrétion anormale et l'on a pensé qu'un de leurs caractères distinctifs était la lenteur avec laquelle elles se développaient. Les uns les ont considérées comme un tissu, les autres ont dit qu'elles étaient formées par une substance privée de vie, diversement déposée dans les organes.

Selon moi, il y a de l'analogie entre les caractères physiques du tubercule et certains boutons de farcin.

Si l'on examine la membrane muqueuse nasale d'un cheval morveux, on voit, selon l'état de la maladie, d'abord un épaississement de la membrane. Cet épaississement, qui est dû à l'accumulation d'une plus grande quantité de fluides, et surtout de fluides blancs ou d'un blanc jaunâtre, précède l'apparition des tubercules, comme la tuméfaction du tissu cellulaire précède les boutons de farcin. La membrane muqueuse est alors luisante et plus humide que dans l'état normal. Puis sur divers points de sa surface et notamment vers la partie moyenne de la cloison nasale et sur les cornets, apparaissent de petites élevures blanches ou d'un blanc jaunâtre, un peu plus saillantes à leur centre que vers leur bord, qui se confond insensiblement avec la membrane muqueuse. Ces élevures sont formées d'une substance infiltrée dans le tissu de la membrane et dont on ne peut la séparer qu'en détruisant son tissu même. A côté de ces élevures de forme et de volume très-variés, il y en a d'autres, plus étendues, d'un blanc un peu jaune, à bords irréguliers, et qui sont allongées dans le sens de la longueur des cavités nasales. Ces élevures correspondent aux principaux faisceaux lymphatiques de la membrane, et ont très-probablement leur siége dans ces vaisseaux. Du moins j'ai pu constater que de petites masses allongées, formées de substance absolument semblable à celle que l'on trouve dans les lymphatiques des membres farcineux, étaient renfermées dans des cavités dont il était facile de les extraire avec la pointe d'un instrument. Ces petites masses n'adhéraient que dans quelques points où il existait un peu de rougeur (1). J'ai trouvé la plus grande analogie entre ces altérations et les altérations les plus ordinaires du liquide lymphatique que j'ai décrites plus haut dans le farcin. Ces deux sortes d'élevures dans l'épaisseur de la membrane muqueuse, se ramollissent après un temps plus ou moins long.

(1) Il ne faut pas confondre ces petits *coagulum* lymphatiques avec les caillots sanguins, qui obstruent les sinus veineux de la membrane muqueuse, et qui sont quelquefois blancs.

La substance lymphatique qui concourrait à les former se détruit, et elle est entraînée par les liquides sécrétés par la muqueuse. De la destruction de cette substance résultent des ulcérations pâles, à fond rugueux, plus ou moins profondes selon l'épaisseur des élevures. Leurs bords irréguliers comme ceux des élevures sont crénelés, et ces ulcérations ressemblent assez bien à des feuilles rongées par des insectes. Quelquefois ces ulcères ont l'apparence de vermoulures. Presque toujours les bords sont un peu saillants, parce qu'ils sont formés par une partie de l'élevure non encore détruite; ce n'est qu'au bout d'un certain temps qu'ils s'amincissent, lorsque la totalité de l'élevure est détruite. Ces ulcérations, comme celles qui résultent de la destruction d'un bouton de farcin, ne tendent point vers la cicatrisation; le plus souvent elles s'agrandissent, quelquefois elles ne se cicatrisent jamais. Quand ces ulcérations ont été très profondes et qu'elles se ferment, c'est au moyen de cicatrices saillantes, dures, d'un tissu blanc et ridé ou disposé en rayons.

Les élevures, les tubercules et les masses tuberculeuses de la muqueuse nasale, se forment plus ou moins vite, et restent à l'état d'élevures, pendant un temps plus ou moins long. Leur marche est plus prompte qu'on ne le croit généralement. Je me suis assuré que quatre, cinq à six jours au plus, suffisaient à quelques-unes de ces élevures pour naître, croître, se ramollir et s'ulcérer.

Les excoriations et les ulcérations superficielles de la muqueuse nasale des chevaux morveux, se forment de la même manière que les ulcérations plus profondes appelées ordinairement *chancres*. De pareilles lésions s'observent sur la membrane muqueuse du larynx, des trompes d'Eustachi, de la trachée et du voile du palais.

Les cartilages de la cloison nasale, du larynx et de la trachée, sont aussi quelquefois le siége de tubercules et d'ulcères.

D'autres lésions de la membrane muqueuse nasale ont encore la plus grande analogie avec certaines formes de farcin. Elles consistent en élevures plus saillantes que les précédentes, arrondies, isolées ou confluentes, tantôt rouges à leur début, tantôt blanches et entourées d'un cercle rouge. Elles sont dures d'abord, se ramollissent promptement, et sont remplacées par des ulcérations qui s'agrandissent rapidement. Leur siége est plus particulièrement sur les régions où se développent les tubercules ou les masses tuberculeuses diversement disposées, régions où se trouvent le plus grand nombre de vaisseaux lymphatiques. Cette forme est toujours accompagnée de symptômes d'acuité et de lésions qui s'étendent à toute la membrane muqueuse nasale, à celle des sinus, du larynx, et quelquefois de la trachée.

Elle est aussi accompagnée ou précédée d'une altération profonde des liquides, dont les effets sont très évidents sur un grand nombre d'organes, et en particulier sur la membrane muqueuse nasale, et sur celle des sinus, du larynx et de la trachée. Des ecchymoses très étendues envahissent la membrane muqueuse et le tissu fibreux sous-muqueux des cavités nasales. Ces hémorrhagies sont quelquefois suivies de la destruction des tissus ecchymosés.

Les *ganglions lymphatiques* d'un grand nombre de régions, et notamment ceux qui reçoivent les vaisseaux lymphatiques des parties spécialement affectées sont plus volumineux que dans l'état normal; ils sont plus mous et souvent d'une nuance blafarde; ils renferment dans leur substance de petites masses d'un blanc jaunâtre, probablement formées par du liquide lymphatique altéré. Tantôt ce liquide paraît infiltré dans le tissu du ganglion, tantôt il est réuni en petits tubercules contenus dans des espèces d'utricules dont on peut facilement l'extraire avec la pointe d'un instrument. J'ai fait analyser ces petites masses; elles étaient composées en très grande partie de matières animales avec des traces de sels calcaires. M. Dupuy et M. Renault avaient fait la même remarque. M. Dupuy m'a dit que les proportions plus considérables de phosphate et de carbonate de chaux dont il a parlé dans l'ouvrage qu'il a publié, en 1817, sur l'affection tuberculeuse, avaient été trouvées dans les masses calcaires que l'on rencontre en si grande quantité dans plusieurs organes des ruminans, notamment dans les poumons et dans le mésentère.

La matière tuberculeuse des ganglions lymphatiques, qu'elle soit infiltrée ou qu'elle soit enkystée, se ramollit après un temps plus ou moins long, devient purulente, puis se durcit quand elle n'est pas évacuée. Alors elle change totalement de nature; la proportion des sels calcaires augmente; la substance animale est absorbée par l'espèce de kyste qui l'entoure; cette enveloppe, elle-même, s'encroûte de sels calcaires. Arrivée à ce point, les tubercules restent stationnaires au milieu de la masse ganglionnaire, qui finit par s'atrophier et se réduire à un tissu fortement induré, renfermant de petits noyaux calcaires. Lorsque les masses tuberculeuses sont très-volumineuses et très-multipliées, elles forment quelquefois après leur ramollissement, des foyers remplis d'un liquide tout-à-fait semblable à celui des boutons farcineux. Quelques-uns de ces foyers s'ouvrent à l'extérieur, lorsque les ganglions sont superficiels.

L'atrophie et les dépôts calcaires exigent beaucoup de temps pour s'opérer. Il n'en est pas de même de l'infiltration tuberculeuse et de l'accumulation de liquide lymphatique coagulé dans les ganglions ; elle peut avoir lieu dans l'espace de 4, 5 ou 6 jours au plus.

J'ai rencontré ces tubercules, ou plutôt ces dépôts de substance albumineuse, dans les ganglions des chevaux atteints de toutes sortes de morve et de farcin. Ces dépôts ne sont point un signe infaillible de la chronicité de l'affection. J'insiste sur ce point, parce qu'il rectifie une opinion longtemps accréditée et que j'ai partagée pendant bien des années.

Les tubercules des ganglions, comme ceux de la membrane nasale, peuvent exister concurremment avec d'autres lésions, qui viennent les compliquer ; les ecchymoses, les infiltrations séro-sanguinolentes, sont communes dans certaines variétés de morve, appelées gangréneuses.

Dans la morve et le farcin, les lésions dites tuberculeuses des ganglions se retrouvent dans les poumons, dans le foie, dans la rate, dans les testicules, etc. J'observerai encore, à l'égard des lésions des poumons, que les masses tuberculeuses sont beaucoup plus nombreuses, plus développées dans cet organe que partout ailleurs.

C'est, je pense, par les organes de la respiration que la transmission de la maladie a lieu le plus ordinairement. Dans la morve spontanée, ce sont encore ces organes qui ont la plus grande part des influences morbides.

Les tubercules pulmonaires, morveux, sont très-abondants dans les points où il y a le plus de vaisseaux lymphatiques.

Les masses tuberculeuses, d'abord solides, se ramollissent à la manière du bouton farcineux; elles se réunissent et forment des cavernes quelquefois très-étendues qui finissent par s'ouvrir dans les bronches. Alors la matière purulente qu'elles renferment a une odeur infecte par suite de son contact avec l'air. C'est dans cette occasion que souvent des complications graves arrivent, et que d'autres formes de la morve apparaissent.

Les *granulations pulmonaires* qu'on rencontre dans la morve et le farcin ressemblent beaucoup aux tubercules enkystés des ganglions lymphatiques. Ces granulations sont souvent en quantité innombrable au milieu du tissu pulmonaire crépitant. Elles sont plus régulièrement sphéroïdes. Elles sont formées d'un dépôt albumineux, solide ou liquide, renfermé dans un kyste de nuance grisâtre qui n'est, peut-être, qu'une vésicule pulmonaire dont les parois sont épaissies. Ces granulations débutent fréquemment par un point rouge dont le centre blanchit ensuite, et reste encore pendant un certain temps entouré d'une enveloppe rouge. La matière qui est enkystée tout d'abord, se ramollit, puis se durcit et devient calcaire.

Les *altérations du sang* sont très-difficiles à apprécier tant que la morve et le farcin ne sont pas arrivés à un certain degré de gravité, tant que les principales fonctions ne sont pas manifestement troublées. J'ai examiné, selon ma méthode (1), à l'hématomètre, le sang d'un très-grand nombre de chevaux morveux et farcineux à divers degrés. Je publierai incessamment ces observations et les résultats de quelques études microscopiques; aujourd'hui je me bornerai à quelques faits principaux.

Dans les animaux qui ne présentent point d'autres symptômes que les boutons ou les cordes dites de farcin, que le jetage purulent, le gonflement des ganglions lymphatiques sous-linguaux, et les ulcères de la muqueuse nasale (morve et farcin chroniques), le sang ne diffère pas *sensiblement*, en apparence, de celui des animaux en santé.

Quand les animaux morveux ou farcineux sont faibles, quand ils sont maigres, lorsque leur muqueuse nasale est infiltrée, jaunâtre, lorsqu'ils sont malades depuis très-longtemps, le sang est foncé en couleur, à sa sortie de la veine ; ses *coagula* blanc et rouge sont moins fermes : le sérum est plus abondant; mais il se sépare plus lentement des caillots, ce qui pourrait faire croire d'abord

(1) Voyez *Recherches expérimentales sur les caractères physiques du sang* dans l'état de santé et dans l'état de maladie (Journal de médecine vétérinaire théorique et pratique, 1831).

que sa proportion est moins grande. Mais cette erreur est facile à rectifier ; il suffit de comprimer le caillot pour s'assurer des quantités relatives du sérum et de la partie fibrineuse. Très-souvent le caillot *cruorique* est très-brun, quand le caillot *blanc* est d'un jaune très-pâle ; et il ne conserve pas sa forme cylindrique lorsqu'il est extrait de l'hématomètre. Dans l'éprouvette il est nettement séparé du caillot blanc (1), qui est alors très-volumineux ; je l'ai souvent vu de 45 à 80 parties sur 100. Le sérum est peu coloré, très-aqueux.

La température du sang, prise en plongeant le réservoir du thermomètre dans le jet du sang, est presque toujours un peu au-dessous de la température normale, de 28, 29° R.

Dans la morve aiguë, dans la morve pustuleuse, dans la morve gangréneuse, dans le farcin aigu, le sang présente les caractères les plus variés, d'un jour à l'autre. J'ai remarqué que l'état des organes de la respiration et de la circulation correspondait à des altérations déterminées. Lorsque la respiration est très-laborieuse, le pouls vite, petit, inégal ou intermittent, le sang sort difficilement de la veine et ne forme pas de jet rapide; il est très-foncé en couleur, d'une nuance ressemblant as-

(1) Il est bien entendu que tous les soins ont été pris pour éviter que des influences étrangères à la composition du sang aient agi sur sa coagulation, après sa sortie de la veine.

sez à celle du jus de mûres parvenues à leur maturité complète. Très-fréquemment alors la séparation des parties cruoriques ne se fait pas bien; la promptitude de la coagulation s'oppose à la précipitation complète du cruor (1). Dans ce cas, le caillot est diversement nuancé; il n'est pas divisé nettement en caillot blanc et en caillot cruorique, comme dans le sang sain. Dans le caillot cruorique on trouve des portions de caillot blanc, et dans le caillot blanc des points cruoriques; quand on examine le caillot dans toute son étendue, on ne trouve plus la différence qui existe ordinairement entre la consistance du caillot blanc et celle du caillot cruorique. Ces deux portions du caillot sont assez fermes; il n'y a de différence notable qu'à la partie inférieure du caillot cruorique, qui est légèrement diffluent. Ces caillots du sang dans la morve aiguë se putréfient beaucoup plus vite que le caillot cruorique du sang diffluent, qui appartient à un animal moins malade, comme même le sang d'un cheval qui jette abondamment depuis très long-temps, par exemple, et

(1) Ce qu'il y a de remarquable, c'est que cette dernière particularité s'observe aussi dans le sang qui provient d'un animal nourri pendant quelque temps avec du froment. Dans ce cas, comme dans l'autre, les deux caillots ne sont jamais nettement séparés. Mais il est facile de distinguer le sang qui a appartenu à l'animal malade. Dans l'animal sain, le sang qui sort assez facilement de la veine est d'un rouge vif, d'un rouge de sang artériel, tandis que dans l'autre il est d'une nuance très foncée et coule difficilement.

devenu dans un état de marasme à la suite de la morve et du farcin chroniques.

Il existe une forme de la morve et du farcin dans laquelle les altérations du sang sont encore plus manifestes. Dans l'espace d'un ou deux jours, une très-grande partie du corps se couvre d'une infinité de petites tumeurs qui sont remplies d'un liquide séro-purulent et déjà trouble aussitôt qu'elles ont apparu. Dans ce cas, quoique l'ouverture de la veine soit large, le sang coule lentement; la respiration est pénible, le pouls petit, inégal, intermittent. On retrouve dans le sang un liquide analogue, au moins en apparence, à celui qui existe dans les petits abcès cutanés. Ce liquide est plus léger que les autres parties du sang; on le trouve toujours à la partie supérieure de l'hématomètre; on peut même le reconnaître dans des gouttes de sang. Il conserve quelques propriétés du liquide qui forme, par la coagulation, le caillot blanc; car il se solidifie et se coagule spontanément après un certain temps, mais bien plus long, à la vérité, que celui qui est nécessaire à la coagulation des caillots blanc (couenne) et cruorique. J'ai vu ce liquide rester fluide pendant trois heures, quand il n'avait fallu qu'une demi-heure à la couenne pour se solidifier. Dans l'hématomètre sa proportion, relativement à la totalité du caillot, a été de 2, 3 et 4 millimètres d'épaisseur sur un décimètre de hauteur du caillot. Ni la couenne, ni le cruor, dans ce cas, n'ont une teinte uniforme : la couenne est nuageuse, livide ; le caillot cruorique est violacé, irisé, mélangé de petits points blancs qui lui donnent assez bien l'aspect d'une tranche de truffe. Le sérum exprimé du caillot est trouble, verdâtre. J'ai cité un exemple remarquable de cette altération du sang (*Journal de méd. vét. théor. et prat.*, année 1833, pag. 361).

Entre cette altération profonde du sang et les altérations de la même humeur qu'on observe le plus communément dans les animaux morveux et farcineux depuis très-long-temps, il y a des nuances infinies. J'ai remarqué que, lorsqu'il existait une grande quantité de liquides purulents, soit à la surface des muqueuses ulcérées, soit dans des abcès ulcérés ou non ulcérés (ce qui arrive fréquemment dans le cas de farcin et de morve), le caillot blanc n'avait pas la même teinte dans toute sa hauteur. En observant le liquide blanc qui s'est séparé du cruor, on voit que la partie la plus élevée est trouble, livide, d'un blanc sale, tandis que celle qui est située au-dessous est un peu rosée et se rapproche davantage de la nuance du caillot blanc du sang sain. La coagulation de la portion la plus élevée est aussi plus lente ; le sérum s'en sépare difficilement. Cette diversité de nuances dans le caillot blanc est toujours d'un mauvais augure ; elle annonce une sorte de décomposition prématurée du sang. A ces signes j'ajouterai encore que la surface du sang ainsi altéré devient promptement brune par son exposition à l'air; qu'elle ne se couvre pas de petites taches rouges, comme cela arrive pour le sang sain ou pour le sang d'animaux peu malades. On dirait que ce sang contient, presque tout formé, du liquide purulent. Et, ce qui semblerait fortifier cette opinion, c'est que, dès que le sang extrait de la veine présente ces caractères, on voit surgir avec une rapidité étonnante un grand nombre de petites tumeurs remplies de liquide purulent, à la surface de la peau, ou de nombreuses élevures à la surface de la muqueuse nasale, autour des naseaux, sur les lèvres, etc. Ces élevures, comme les petites tumeurs de la peau, s'ouvrent très-promptement et sont remplacées par des ulcères (*chancres*) qui fournissent une grande quantité de matière purulente sanieuse, granuleuse.

Suivant M. Delafond (1), dans le farcin aigu :

« Le sang retiré de la jugulaire se coagule en 8,
« 10 à 12 minutes (15 minutes dans l'état de santé);
« caillot blanc très ferme occupant quelquefois les
« deux tiers de l'hématomètre; caillot noir très
« résistant; sérum se séparant du caillot en 50
« heures, et occupant quelquefois les deux tiers

(1) *Traité sur la police sanitaire*, p. 668. in-8. Paris 1838.

« de l'hématomètre. Caillot blanc alors rétréci « et formant un petit cylindre dur. Cet état « du sang est *toujours constant.* » Pour le farcin chronique : « Le sang retiré de la jugulaire « se coagule en 12 à 14 minutes. Quand le far- « cin est ulcéré, cette coagulation est plus « prompte : caillot blanc occupant les deux tiers « et plus de la colonne sanguine ; sérosité abon- « dante. »

Pour moi, j'ai fréquemment observé des différences dans l'état du sang des chevaux farcineux. Ces variations que j'ai constatées sur un grand nombre de chevaux atteints de farcin aigu, ont peut-être été plus marquées que dans aucune autre maladie; probablement parce que le farcin aigu se montre sur des animaux qui sont dans les conditions les plus variées, sous le rapport de l'état antérieur à la maladie (qui influe beaucoup sur le sang de l'animal) et sous celui du degré de la maladie elle-même.

Je n'ai pu utiliser l'exploration du sang, pour le diagnostic et le pronostic, que lorsque les altérations étaient bien frappantes et non lorsqu'elles n'offraient que les caractères assignés par M. Delafond. Ces caractères du sang se retrouvent dans d'autres affections. M. Delafond cite au nombre de ces caractères la séparation du sérum en 50 heures. S'il veut dire que le sérum se sépare entièrement dans cet espace de temps, ce n'est pas exact. Il faut beaucoup plus de temps; jamais il ne se sépare complétement, il faut toujours qu'une force étrangère au sang vienne exprimer le sérum du caillot fibrineux (1).

On peut reconnaître l'altération du sang des chevaux morveux et farcineux en l'examinant quand il est sorti de la veine, en explorant les cavités nasales, dans la morve appelée *gangréneuse* par quelques vétérinaires, et par M. Rayer, *ecchymotique* et *gangréneuse*.

Les pétéchies de la membrane muqueuse nasale, les ecchymoses quelquefois si étendues, dans l'épaisseur de cette membrane, dans celle du larynx, de la trachée, du tube intestinal (2), les épanchements sanguins d'un brun presque noir dans le tissu des poumons, les caillots blancs-jaunâtres, consistans, entièrement distincts des caillots cruoriques très foncés, trouvés dans les cavités du cœur par M. Renault, viennent témoigner de l'altération du sang.

(1) Je saisirai cette occasion pour relever une erreur grave. M. Delafond (*Traité de pathologie et de thérapeutique*, première partie, page 149) m'a fait dire que le sérum était séparé *entièrement* du caillot en 24 heures, tandis que j'ai écrit précisément le contraire (*Recherches expérimentales sur les caractères physiques du sang*, p. 47) J'ai seulement proposé de noter la quantité de sérum libre, 24 heures après la saignée, afin d'avoir des observations que l'on pût comparer utilement, lors même qu'elles ne seraient pas recueillies par les mêmes expérimentateurs.

(2) Voyez une observation que j'ai publiée dans le *Journal de médecine vét. théorique et prat.*; janvier 1834.

On observe, à l'autopsie de certains chevaux morveux et farcineux, des caillots sanguins d'ancienne formation, dans des vaisseaux de différent calibre, notamment dans les veines du fourreau, du scrotum, dans les sinus veineux de la membrane nasale; mais ces altérations ne sont pas rares dans les chevaux qui ne sont ni morveux, ni farcineux; elles ne caractérisent pas les maladies graves.

Outre les lésions que j'ai décrites plus haut, comme constituant les boutons de farcin et qui intéressent réellement aussi le tissu *cellulaire* quelquefois de manière à y produire des abcès nombreux, assez vastes, on trouve : 1° des infiltrations séreuses qui donnent à ce tissu une teinte jaunâtre, livide, notamment quand le farcin a fait des progrès assez rapides; 2° des indurations blanches ou jaunâtres, lorsque le farcin a eu une marche lente; 3° des arborisations des vaisseaux sanguins dans les cas où la maladie a pris un caractère d'acuité; 4° des épanchemens sanguins qui, dans certaines circonstances, donnent aux infiltrations séreuses une teinte rosée, et dans d'autres transforment le tissu cellulaire en masses d'un brun très foncé, presque noires, comme cela s'observe dans la morve ecchymotique, et dans la terminaison de la morve que M. Bouley jeune a comparée avec raison à une affection charbonneuse.

Dans *les muscles*, on rencontre toutes les lésions du tissu cellulaire, mais elles y sont d'autant plus rares que les muscles contiennent moins de tissu cellulaire; les lésions des muscles ont toujours leur siége dans la trame celluleuse de ces organes.

Dans *les tendons*, dans les ligamens, dans les capsules articulaires, dans le périoste, dans les os, dans les cartilages, on voit des lésions analogues à celles du tissu cellulaire. J'observerai cependant que les os qui concourent à former les sinus et les cavités nasales, éprouvent des altérations particulières que l'on n'observe pas dans les autres régions du corps. Il n'est pas rare, chez les chevaux, qui ont été morveux pendant longtemps, de trouver des exostoses et des périostoses des narines, faciles à couper, ayant la consistance des épiphyses. Elles se présentent sous l'apparence de petites tumeurs mamelonnées et rugueuses quand elles sont dépouillées de la muqueuse qui les couvre. Leur tissu est rougeâtre lorsqu'elles ne sont pas très anciennes.

Les *membranes synoviales*, les franges synoviales, les gaînes synoviales, participent fréquemment aux lésions générales de la morve et du farcin, surtout quand les boutons farcineux avoisinent les articulations. Elles deviennent d'un rouge inégalement réparti ; le tissu cellulaire, qui concourt à former les franges synoviales, s'infiltre de sérosité jaune et quelquefois sanguinolente. La synovie est alors moins liquide, d'une couleur foncée.

Les *membranes séreuses* ne présentent point de lésions qui méritent d'être notées.

Les *membranes muqueuses* des voies respiratoires sont le siége principal de la morve. J'ai décrit une partie de leurs lésions, en parlant des altérations du système lymphatique. J'ai décrit les élevures et les plaques qui précèdent toujours les ulcérations.

J'ai constamment observé que ces élevures et ces plaques (dont les saillies sont très variables, et qui, quelquefois même, sont remplacées par des taches peu distinctes, émarginées, n'offrant aucune saillie appréciable) étaient diversement colorées selon l'état dans lequel se trouvait la membrane muqueuse. Le plus ordinairement les taches sont d'un blanc jaunâtre, comme les élevures. Toutes ces lésions sont accompagnées du gonflement de la muqueuse qui est luisante et diversement nuancée. Elle est pâle, un peu jaunâtre, vers les régions où existent le plus ordinairement les taches ou les élevures. Elle sécrète une plus grande quantité de mucus qui devient de moins en moins transparent, et qui finit par être du muco-pus opaque, diversement coloré, selon les lésions de la membrane. Lorsque la muqueuse est pâle, sans ulcérations, le liquide a une nuance bleuâtre qui passe au blanc, puis au blanc jaunâtre.

Dans ce premier état, qui est le début des symptômes locaux de la morve, le liquide est homogène. Plus tard, il n'est plus lié, il devient grumeleux et nuancé de vert, de jaune et de blanc. On trouve quelquefois au milieu de ce liquide des débris de petites élevures ulcérées. On y trouve aussi des grumeaux d'une matière purulente qui s'est épaissie par son séjour pendant un temps plus ou moins long dans les sinus frontaux et maxillaires, dans les cavités des cornets. On y trouve encore des débris des pellicules croûteuses qui se forment fréquemment sur les ulcères de la muqueuse nasale et même sur la muqueuse non ulcérée, notamment près de l'orifice externe des narines.

Le liquide nasal de la morve que l'on appelle vulgairement *jetage*, et dont la quantité est très variable, s'attache facilement sur les poils qui sont autour des naseaux ; et il s'y fixe d'autant plus facilement qu'il se rapproche plus du pus. La sécrétion anormale du liquide nasal est en rapport avec les lésions de la muqueuse. De même que ces lésions, elle peut n'exister que dans une seule narine, et quand on l'observe dans les deux, elle n'est jamais aussi abondante dans une narine que dans l'autre. C'est le plus souvent la narine gauche qui est malade.

J'ai d'abord indiqué les caractères les plus ordinaires du liquide nasal dans la morve; ce sont ceux qui existent quand la morve n'a point un caractère d'acuité marqué, lorsque les altérations des liquides ne sont pas profondes; mais dès que les altérations du sang sont prononcées, le liquide sécrété devient très-fluide, séreux, roussâtre, couleur de jus de pruneaux. Ces caractères du liquide nasal sont en rapport aussi avec des lésions déterminées de la membrane muqueuse qui est plus ou moins infiltrée de sang dans toute son étendue; elle a une teinte violacée, et elle est couverte de pétéchies, d'élevures rougeâtres, ou d'élevures blanches à leur centre et entourées d'un cercle rouge plus foncé que la teinte de la muqueuse. La muqueuse des sinus, des cornets et de l'ethmoïde est fortement infiltrée et très épaissie; elle a la teinte du liquide nasal sécrété.

Le liquide nasal a encore les mêmes caractères quand le sang, après s'être accumulé d'une manière anormale dans la membrane muqueuse, s'épanche dans le tissu de cette membrane et qu'il s'altère plus profondément. En contact avec l'air, il se putréfie, et donne à l'air expiré une odeur infecte, *sui generis*, mais qui n'est pas celle de la gangrène, et notamment de la gangrène pulmonaire, comme on l'a dit. Avant de se putréfier complétement, les parties ecchymosées tombent quelquefois en lambeaux. On remarque, du reste, que dans cette forme de la morve, le liquide nasal n'est pas aussi abondant que dans les autres.

Dans toutes ces formes de morve, qui quelquefois se trouvent réunies sur le même individu (ainsi que les lésions décrites par un grand nombre d'auteurs le prouvent), il peut survenir des épistaxis plus ou moins abondantes. Ces hémorrhagies sont toujours d'un mauvais augure; ou elles annoncent que l'altération du sang et les lésions nasales sont profondes, qu'il y a de larges ulcérations, et que, par conséquent, les chances de guérison sont peu grandes, ou elles indiquent que la morve va prendre un caractère aigu, ecchymotique, et que la mort est presque certaine. Ces épistaxis sont d'autant plus fréquentes et plus abondantes, que le sang est plus altéré.

L'inflammation spécifique de la membrane muqueuse nasale se propage à la membrane du conduit lacrymal, et à la *conjonctive :* presque constamment l'œil qui correspond à la narine affectée est chassieux, et la muqueuse est ou infiltrée ou couverte de pétéchies.

La membrane muqueuse du *canal digestif* est rarement malade. M. Dupuy dit y avoir observé des pustules. J'ai rencontré une fois des lésions qui avaient la plus grande ressemblance avec celles de la muqueuse nasale ecchymosée et profondément altérée par suite des ecchymoses. J'ai rapporté ce fait ailleurs (*Journal de médecine vétérinaire, théor. et prat.*, janvier 1834). Le cheval qui fait le sujet de cette observation était morveux et farcineux.

Dans le *tissu pulmonaire*, on trouve des tubercules et des masses tuberculeuses que j'ai déjà décrites. On y trouve encore d'autres lésions qui coïncident ordinairement avec des lésions analogues des fosses nasales, et avec celles qui constituent le farcin. Ainsi, on rencontre presque toujours des pneumonies lobulaires, aiguës, quand la muqueuse est couverte d'élevures qui se sont développées en très peu de temps. Ces pneumonies, que l'on pourrait appeler *morveuses* ou *farcineuses*, forment des masses pulmonaires circonscrites, peu volumineuses, irrégulières comme les lobules pulmonaires, ayant beaucoup d'analogie avec les boutons de farcin aigu que l'on observe dans le tissu cellulaire. Elles sont d'abord solides, formées d'un tissu gris jaunâtre au centre, souvent tacheté de points rouges; elles sont entourées d'un tissu brun et consistant. Le centre de la tumeur ne tarde pas à se ramollir à la manière du bouton de farcin. Ce ramollissement a pour résultat la production d'une matière liquide hétérogène formée de débris de la masse pulmonaire, et d'un liquide mélangé de sang altéré. Cette espèce de farcin aigu du poumon ne ressemble point aux pneumonies franchement inflammatoires, sans altération notable des liquides ; il est le résultat d'une infection. Ces pneumonies ne ressemblent point non plus aux pneumonies terminées par gangrène; les limites qui les séparent des parties saines ou plus ou moins malades du poumon, ne sont pas nettement tranchées comme dans la gangrène. On ne trouve point, dans leur coupe, cette espèce de liseré sinueux blanc-verdâtre, qui borde toujours les parties gangrénées du poumon du cheval. Elles n'ont point l'odeur gangréneuse qui est si facile à reconnaître dans cette dernière affection. Elles sont disséminées çà et là; elles ne forment point de ces masses lobaires hépatisées, ou infiltrées de pus, ou indurées qui appartiennent à la pneumonie ordinaire.

Le poumon est fréquemment le siége de pétéchies, d'ecchymoses, quelquefois très-étendues. Des masses volumineuses sont envahies par du sang noir coagulé et épanché dans le tissu pulmonaire. La coupe de ces masses est sèche et ne peut être confondue avec l'hépatisation sous beaucoup de rapports.

J'ai encore vu dans le *foie*, dans la *rate*, des lésions semblables aux masses tuberculeuses des ganglions lymphatiques et des poumons. J'ai rencontré notamment ces lésions dans un ânon de six mois qui est mort au bout de quatre jours, des suites d'une inoculation. Je rapporterai plus tard ce fait intéressant.

Dans les *testicules* et les enveloppes testiculaires ces productions se rencontrent aussi; elles sont le plus souvent accompagnées de lésions variées que l'on trouve autour des cordes dites farcineuses, soit à l'état aigu, soit à l'état chronique. Lorsque les enveloppes testiculaires sont principalement malades, le testicule s'atrophie. Le plus souvent, dans ce cas, les deux lames de la gaine vaginale adhèrent entr'elles dans une plus ou moins grande étendue.

Les lésions farcineuses de la *peau* sont très remarquables; elles ont beaucoup d'analogie avec plusieurs lésions de la membrane muqueuse nasale: ainsi ce sont de petites tumeurs plus ou moins saillantes selon leur volume et leur siége. Elles sont en général d'autant moins volumineuses qu'elles affectent des régions où la peau a le moins d'épaisseur, comme les lèvres, le tour des naseaux, la face interne des cuisses, etc. Elles sont aussi plus multipliées sur une étendue déterminée, que partout ailleurs. Ces tumeurs, ces boutons se développent avec plus ou moins de rapidité; elles ont absolument la même disposition anatomique que celles qui sont dans le tissu cellulaire sous-cutané, la même disposition que les élevures arrondies de la muqueuse nasale, c'est-à-dire que tantôt elles restent dures pendant plusieurs jours, d'autres fois elles sont molles dès leur apparition. Quand elles sont dures, elles se ramollissent au centre d'abord, puis renferment un liquide extrêmement variable dans sa nature, comme celui des boutons plus profondément situés. Je suis déjà entré dans quelques détails à ce sujet; je ne les répéterai pas ici. Puis elles s'ulcèrent et sont remplacées par des ulcérations qui ne tendent point à une cicatrisation prompte. Il y a même de ces ulcérations farcineuses qui persistent très long-temps, qui s'agrandissent de plus en plus. Celles-ci se présentent sous deux aspects assez généralement bien caractérisés : sur les parties où la peau est mince, autour des lèvres, autour de la vulve, du périnée, les bords des ulcérations sont taillés à pic, sont rongés, le fond est inégal. Sur les membres et sur diverses régions du corps où la peau est épaisse, les bords des ulcères sont quelquefois renversés, sont mous, livides, saignent facilement; le fond est aussi formé d'un tissu mou, doux au toucher. Cet état, qui a reçu le nom vulgaire de farcin *cul de poule*, est toujours consécutif; il ne s'observe qu'après une durée plus ou moins longue de l'ulcération; car dans l'origine tous les ulcères farcineux ont le même aspect; ils ne varient que de profondeur, leurs bords sont toujours comme s'ils avaient été rongés. Ils sécrètent tous un liquide sanieux, non lié.

Ces ulcères ne sont pas seulement la suite du ramollissement et de la destruction des tumeurs farcineuses cutanées; ils surviennent aussi après de pareilles altérations des tumeurs farcineuses sous-cutanées ou même plus profondément situées; ils apparaissent en un mot toutes les fois que les abcès farcineux viennent s'ouvrir à l'extérieur, après avoir détruit la peau.

La peau est encore lésée d'une autre manière dans certaine nuance de farcin. De petites saillies aplaties, ordinairement circulaires, sont annoncées par un changement dans la nuance et dans la disposition des poils qui deviennent ternes et hérissés. La peau est moins souple, se durcit même fortement, se dessèche et tombe par plaques dont l'étendue est en rapport avec celle de la saillie première. Au-dessous de ces plaques se trouvent des ulcérations à bords taillés à pic. Ces ulcérations sécrètent très-peu de liquide purulent ; elles se sèchent promptement.

Enfin on observe encore sur la peau de certains chevaux farcineux de véritables bulles qui accompagnent les boutons cutanés. On a vu de ces bulles sur des chevaux auxquels on avait inoculé le farcin chronique.

Jusqu'à présent personne n'a signalé de lésions visibles, dans le système nerveux.

Telles sont les lésions principales que l'on rencontre dans les chevaux morveux et farcineux.

Rien n'est moins constant que la succession des lésions morveuses et farcineuses. Tantôt il arrive que celles qui constituent l'état aigu précèdent celles qui caractérisent la forme chronique et *vice-versâ.* Dans ces deux principales nuances, il y a aussi des variations infinies dans les symptômes.

Ainsi le jetage qui précède ordinairement les autres symptômes, comme le gonflement des ganglions, les élevures nasales, les ulcères, est quelquefois consécutif aux ulcères et au gonflement des ganglions sous-linguaux, etc., etc. — La durée respective de ces symptômes est on ne peut plus inconstante; c'est au point que je ne me hasarderai pas à la fixer pour la nuance dite *chronique*, dont un des caractères est de pouvoir exister pendant long-temps sans causer la mort.

J'observerai, à l'occasion de cette expression *chronique*, qu'il ne faut pas toujours entendre par *morve chronique* une maladie qui dure depuis long-temps ; car la morve peut offrir ce caractère dès son début. Je ferai la même remarque pour le farcin dit *chronique*.

Dans la morve et le farcin aigus, la durée de la maladie dépasse rarement quinze jours ou trois semaines.

§ III. DES SYMPTÔMES DE LA MORVE ET DU FARCIN.

Je ne crois pas devoir faire, ici, une description générale de la morve et du farcin, dont les principaux symptômes sont bien connus des vétérinaires. Je me bornerai à quelques remarques sur plusieurs symptômes et sur la marche de la maladie.

Les auteurs qui ont écrit sur la morve et le farcin ont passé assez légèrement sur les *prodrômes* de ces affections, notamment à l'égard de la morve et du farcin chroniques, que l'on a toujours fait débuter, l'une par le jetage ou par le gonflement des ganglions lymphatiques sous-linguaux, l'autre par l'apparition des boutons ou des cordes dites farcineuses. On a aussi donné généralement comme condition ordinaire de l'état des chevaux morveux et farcineux, une *apparen[illegible] de santé*. J'ai remarqué que cette apparence ét[illegible] sez rare; elle n'existe jamais complètement dans le cas de morve et de farcin *spontanés*. D'ailleurs comment admettre que les causes assignées à la morve et au farcin, que les travaux excessifs, la mauvaise nourriture, la privation d'aliments, etc., puissent produire la morve ou le farcin chronique, sans avoir donné aucun signe de leur fâcheuse influence? Toujours j'ai remarqué que les chevaux soumis aux causes que je viens d'indiquer, présentaient quelques *symptômes géneraux*, un trouble plus ou moins marqué des fonctions, avant d'offrir ceux qui sont particuliers à la morve et au farcin. Les chevaux d'une santé parfaite qui deviennent morveux ou farcineux, le deviennent par contagion. Quand ces animaux conservent leur appétit, lorsqu'on les nourrit bien et qu'ils reçoivent les soins nécessaires, ils peuvent présenter encore cette apparence de santé pendant quelque temps ; mais si ces animaux sont moins bien nourris, moins bien soignés, ils maigrissent ; leurs poils deviennent ternes, hérissés ; ces chevaux ne conservent plus la même énergie ; ils ne sont plus capables de faire les mêmes travaux, et souvent alors les premiers symptômes de la morve et du farcin chroniques se modifient et passent, comme on le dit, à l'*état aigu ;* état qui est annoncé par des symptômes généraux plus manifestes, par un dépérissement subit, par un trouble très apparent dans les principales fonctions. Les crins s'arrachent facilement ; les poils se hérissent davantage, la peau est sèche, brûlante ; l'appétit cesse, la bouche est sèche, pâteuse ; les yeux s'enfoncent et deviennent chassieux ; la circulation est très irrégulière ; l'état du pouls est très variable, selon les organes qui sont le principal siége des lésions ; le pouls est plein, lorsque des tuméfactions doivent surgir aux membres, dans le tissu cellulaire sous-cutané et intermusculaire ; il est petit, serré, vite, quand les articulations deviennent malades et qu'elles sont douloureuses ; il est petit, faible, irrégulier, lorsque les poumons sont envahis par des masses de sang qui doivent plus tard former de vastes ecchymoses ; il est irrégulier quand on le compare à diverses heures de la journée ; toujours il est vite. Les mouvements respiratoires sont également fort irréguliers ; tantôt ils sont vites, tantôt ils sont plus lents et pénibles, dans le temps de l'expiration surtout. Ils sont du reste en rapport avec les lésions pulmonaires qui existent certainement déjà à cette époque, sans que les symptômes bien particuliers à la morve ou au farcin aigus soient apparents.

La toux est aussi un prodrôme, mais c'est un signe d'une faible valeur.

Il y a fréquemment des frissons, des *claudications* qui annoncent ordinairement des engorgements au membre dont le cheval boite. Ces claudications, qui ont été signalées par plusieurs auteurs, et notamment par Chabert, peuvent également annoncer le développement de la morve et du farcin chroniques.

Ainsi il existe toujours des *prodrômes* plus ou moins saillants de la morve, du farcin, même pour la morve chronique transmise. Dans ce dernier cas, ils sont moins sensibles, et ils sont assez souvent si peu saillants, que l'on peut dire que l'animal a une apparence de santé.

Lorsque la morve et le farcin aigus ne sont pas précédés de la morve et du farcin chroniques, ce sont encore les symptômes que j'ai signalés plus haut, qui sont les signes précurseurs de ces lésions. Elles ne débutent jamais, je le répète, par les symptômes *caractéristiques* de ces maladies graves.

Après avoir indiqué les principaux symptômes

et les lésions qui caractérisent la morve et le farcin (§ II), je crois devoir citer un exemple pris parmi ceux qui présentent le moins d'irrégularité dans leur marche, et qui, dans leur cours, offrent successivement tous les symptômes des principales variétés de la morve et du farcin :

Un cheval entier, après un an d'un travail journalier très rude, mange moins bien que d'habitude, maigrit sensiblement et continue, malgré cela, son service. Le poil devient terne, hérissé; le cheval sue beaucoup au travail, ses flancs sont retirés; il est presque toujours couché quand il est à l'écurie, se relève avec peine; les membres postérieurs s'engorgent quand il est en repos. Il boite de temps à autre du membre postérieur gauche. On le laisse reposer quand il devient boiteux; puis après quatre à cinq jours, on le remet au service, quoique sa maigreur augmente. Les enveloppes du testicule gauche se tuméfient, sont chaudes, douloureuses. On combat cet engorgement, d'abord avec de l'onguent populéum; puis, quand il n'y a plus de chaleur, on fait des onctions avec de la pommade hydriodatée; la tuméfaction disparaît presque complètement par suite de ce traitement. Le cheval est remis au travail, quoiqu'étant encore dans un mauvais état; on le laisse seulement reposer de temps en temps. Deux mois après, réapparition du gonflement du testicule; quatre mois environ après les premiers accidents, l'animal tousse quelquefois ; râle muqueux dans les bronches. La muqueuse de la narine gauche est blafarde, luisante; elle forme dans la région qui correspond aux sinus veineux une saillie violacée, étendue, allongée, bornée inférieurement par un bourelet arrondi ; elle est plus humide que d'habitude; un peu de mucus épaissi sort par les deux narines; il est plus abondant à gauche qu'à droite. La claudication persiste toujours; elle apparaît, surtout, quand il fait mauvais temps et quand le pavé est difficile à tenir. Lorsqu'il pleut beaucoup, le cheval tremble en entrant à l'écurie, pendant un quart d'heure, une demi-heure ; il ne mange qu'après s'être reposé plusieurs heures.

Trois mois et demi après l'origine du gonflement testiculaire, les ganglions lymphatiques sous-linguaux gauches forment une tumeur circonscrite, dure, inégale, allongée, mobile, un peu douloureuse. On fait des onctions avec la pommade hydriodatée sur les ganglions malades. Quelques jours après, il coule, par la narine gauche, un liquide mucoso-purulent, grumeleux, dont une portion reste fixée aux poils du naseau et dont l'autre partie tombe. Ce liquide est en partie opaque, et en partie transparent. Les sinus veineux de la face gauche de la cloison nasale sont très injectés; le liquide qu'ils contiennent donne à la muqueuse une teinte violacée foncée, et la font saillir d'une manière très-marquée. Les petites cavités régulièrement arrondies qui se trouvent à l'entrée des narines dans l'épaisseur de la muqueuse, sont beaucoup plus larges que dans l'état normal; elles sont rosées à leur fond. En examinant avec soin la surface de la muqueuse, on remarque qu'elle est inégale, surtout vers la partie moyenne de la cloison et sous les ailes du nez. Les parties légèrement saillantes sont d'un blanc jaunâtre. L'œil gauche est chassieux ; la conjonctive pâle, infiltrée. — Fumigations avec de la vapeur alcoolisée.

Le cheval est mis au repos.

Un peu plus tard, le liquide nasal devient plus opaque, plus purulent. Sur les points qui correspondent aux petites plaques blanches, on voit des érosions de formes très variées, peu profondes, à bords très minces, déchiquetés. Le fond de quelques-unes est pâle; dans d'autres il est rosé, dans d'autres violacé. La tumeur ganglionnaire est plus dure, moins inégale, moins mobile. Depuis que le cheval se repose, il mange un peu mieux; ses flancs ne s'arrondissent cependant pas. Le poil est moins terne. — Fumigations avec de la vapeur d'eau chlorurée, d'après le mode que j'ai indiqué dans un travail publié en 1834 (*Journal de méd. vétérinaire théor. et prat.*); continuation des onctions hydriodatées sur la tumeur de l'auge. Dix litres d'avoine, dix livres de foin, dix livres de paille, eau ferrugineuse blanchie avec de la farine de froment.

Sous l'influence des fumigations chlorurées, la muqueuse nasale et la conjonctive deviennent rouges ; la sécrétion nasale est modifiée, le liquide est plus abondant, plus muqueux ; les ulcérations superficielles disparaissent, mais le cheval tousse davantage; les mouvements respiratoires sont plus précipités; le pouls est plus fort; râle crépitant humide au poumon gauche. La tumeur de l'auge devient plus petite ; elle est plus dure, plus fixe. Après quinze jours de traitement, le jetage cesse. Les enveloppes testiculaires gauches sont toujours tuméfiées; elles sont insensibles au toucher.

Le cheval est remis à un travail actif aussitôt que les accidents provoqués par le chlore ont disparu. L'œdème testiculaire et celui des membres postérieurs qui existent toujours, disparaissent pendant le travail.

Un mois de travail écoulé (cinq mois et demi de maladie), le poil devient de nouveau plus terne, hérissé ; le gonflement des enveloppes testiculaires s'étend au testicule, puis au cordon. Le cheval écarte les membres postérieurs en marchant, notamment le membre gauche. Le liquide nasal devient très abondant ; il est grumeleux, fortement purulent ; le naseau gauche est très sale. Quand on reste une journée sans le nettoyer, le liquide nasal se dessèche et forme une croûte jaunâtre. Sur le trajet des vaisseaux superficiels de la jambe et de la cuisse gauches, apparaît une tumeur très allongée, chaude, douloureuse. Les ganglions inguinaux s'engorgent.

Un peu plus tard, la muqueuse de la narine gauche devient très épaisse, très inégale, luisante, jaunâtre, avec des taches plus pâles, surtout vers la partie moyenne de la cloison. Les sinus veineux des deux faces de la cloison sont très engorgés; on voit à leur partie inférieure un gros bourrelet qui rétrécit beaucoup les fosses nasales; une corde de farcin se dessine sur la jambe et la cuisse gauche; quelques boutons sont ulcérés : je les cautérise avec un fer rouge.

Dans l'espace de trois jours, des ulcérations nombreuses apparaissent sur la cloison et en dessous de l'aile externe du naseau gauche; elles deviennent de plus en plus profondes; leur fond est un peu pointillé de rouge; leurs bords, qui sont inégaux, sont légèrement saillants, blanchâtres. Le flux nasal est abondant, non continu; on le provoque par l'exercice. Lorsque le cheval est en repos et baisse la tête, il coule une plus grande quantité de liquide qui est d'une apparence très hétérogène; des masses albumineuses blanchâtres, de consistance caséeuse, nagent au milieu de mucus épais et trouble. Le sinus frontal gauche ne résonne plus à la percussion. La table osseuse du front qui correspond à ce sinus est un peu bombée.

Une tumeur très douloureuse, très chaude, apparaît sur le trajet des vaisseaux glosso-faciaux gauches ; elle se confond avec les parties voisines et comprend dans son étendue les ganglions de l'auge et le naseau.

Pouls plein. Saignée de six livres.

Le sang coule par un beau jet. Le cruor se précipite promptement.

Température du sang prise dans le jet,	30° + 0 R
Température de l'écurie,	12° + 0
A l'aréomètre,	5—0
Après 24 heures :	m
Caillot blanc pâle,	0,065
Caillot rouge très coloré,	0,035
Sérum peu coloré,	0,025

Onctions d'onguent populéum sur la tumeur ; fumigations avec de l'eau de son. Diminution de la ration que le cheval ne mangeait pas entièrement. Eau de farine d'orge pour boisson.

Au bout de quelques jours, la tumeur diminue d'étendue; elle se limite, elle est inégale, elle forme une espèce de corde nouée.

A l'une de mes visites qui avaient lieu chaque jour, j'examinai avec plus de soin que d'habitude les cavités nasales à l'aide d'un miroir qui, en réfléchissant les rayons directs du soleil dans ces cavités, les éclairait mieux que la lumière diffuse. Je les trouvai dans l'état suivant : Du côté gauche, une très grande quantité d'ulcérations, les unes isolées, les autres groupées sur la cloison et sur la partie inférieure du cornet; elles sont presque toutes recouvertes d'une croûte jaunâtre un peu brune. Du côté droit, il y a aussi des ulcérations, mais elles sont plus rares; la cloison nasale offre une saillie arrondie, à deux pouces environ de l'entrée des narines. Cette saillie correspond à une ulcération très profonde de la fosse nasale gauche. Le souffle nasal est fort du côté gauche; le cheval ébroue de temps en temps, et chasse ainsi une grande quantité de liquide nasal par les deux narines et notamment par la narine gauche.

Quatre jours après leur apparition, les nodosités de la tumeur de la face s'abcédèrent en partie, après s'être d'abord ramollies et après avoir détruit la peau qui était devenue mince et luisante à sa surface. J'ouvris les boutons de farcin non abcédés. Il en sortit un liquide de consistance très variable. Dans le même bouton, on trouvait un liquide filant et une substance molle, ressemblant à de l'albumine légèrement coagulée. Plusieurs des petits abcès communiquaient entre eux par une cavité qui était aussi remplie de pus farcineux. Je cautérisai les plaies ulcéreuses et les incisions que je pratiquai avec le fer rouge. Ce jour-là, je cautérisai aussi plusieurs boutons à bords renversés qui existaient à la face interne de la cuisse gauche.

Le cheval maigrissait de plus en plus. De temps

en temps il avait des épistaxis par la narine gauche. Il faisait encore, malgré cet état, un léger service d'intérieur; il ne recevait plus de soins médicinaux depuis assez long-temps.

Enfin six mois, à peu près, après les premiers symptômes de morve et de farcin, les lésions prirent tout-à-coup une marche rapide. Un jour, le cheval, en rentrant du travail, éprouva du frisson; les flancs devinrent agités, le pouls petit, fréquent. Le lendemain, la muqueuse des deux narines se couvrit de pétéchies d'un rouge lie de vin. Du milieu de quelques-unes de ces pétéchies, s'élevèrent de petites éminences; les unes restèrent rouges, les autres devinrent blanches; le liquide nasal était devenu séreux, roussâtre; l'air expiré était infect, mais n'avait pas l'odeur de gangrène. Deux jours plus tard, les pétéchies et les élevures de la narine gauche se confondirent; une grande quantité de sang s'infiltra dans l'épaisseur de la muqueuse, qu'elle rendit d'un rouge très foncé, puis brun. Les quatre membres devinrent énormes; leur tuméfaction se terminait, à leur partie supérieure, par de gros bourrelets. Les naseaux, les lèvres se tuméfièrent aussi. Toutes les régions du corps se couvrirent de petites éminences, les unes coniques, les autres aplaties et surmontées de plusieurs autres petites tumeurs. Tous ces nouveaux boutons étaient ou cutanés ou sous-cutanés; ils étaient mous dès leur apparition; ils contenaient un liquide sanieux, très aqueux, quelquefois limpide, d'autres fois trouble; la respiration nasale bruyante, très pénible; narines remplies de liquide spumeux séro-sanguinolent, bruits pectoraux très confus; cependant, on entend assez distinctement un râle spumeux bronchique et trachéal; le murmure respiratoire n'est pas appréciable dans une grande étendue du poumon; le cheval ouvre la bouche pour respirer (1); battements du cœur fort tumultueux.

On saigne le cheval dans le but d'examiner le sang.

Le sang sort difficilement; il est très épais, très foncé en couleur, irisé, se coagule promptement.

Température de l'air de l'écurie.	12 + 0R (2)
Température du sang	29° + 0
Caillot cruorique	0^m,080
Caillot blanc	0^m,020
Après 24 heures, sérum libre. . .	0^m,025

Il est peu coloré.

Le caillot blanc est sali par des stries et des globules rouges. Le caillot noir très volumineux se confond avec le caillot blanc; sa couleur est très nuancée.

(1) L'état de ce cheval paraissait indiquer l'opération de la trachéotomie; je ne la pratiquai pas, parce que je savais que l'asphyxie par obstacle au passage de l'air dans le nez n'est pas la cause principale de la mort des chevaux atteints de morve aiguë.

(2) L'hématomètre reste dans l'écurie pendant 24 heures.

Le cheval meurt douze heures après la saignée. Il est resté couché sur le côté gauche pendant les trois heures qui ont précédé sa mort.

L'autopsie est faite dix heures après la mort.

Le cadavre est maigre, les membres sont raides, dans l'extension, les flancs sont affaissés, l'orifice extérieur des narines est rempli d'un liquide spumeux sanguinolent; la bouche contient de la salive écumeuse.

Le membre postérieur gauche est moins volumineux qu'avant la mort. Les ulcères farcineux de la face interne de ce membre et ceux des lèvres et de la joue gauche sont blafards, secs. Les boutons de farcin aigu des diverses régions du corps, non encore abcédés, sont affaissés.

Les boutons de farcin chronique (1) intéressaient toute l'épaisseur de la peau, le tissu cellulaire sous-cutané, les principaux vaisseaux lymphatiques superficiels des régions où ils s'étaient développés, les muscles, les aponévroses. Ils étaient entourés par du tissu cellulaire infiltré ou induré, dans lequel on voyait de belles injections de vaisseaux capillaires sanguins. Ceux de farcin aigu ne s'étendaient pas au delà du tissu cellulaire sous-cutané.

Les ganglions lymphatiques inguinaux étaient

(1) Je ne ferai qu'indiquer ces lésions, attendu que je les ai déjà décrites précédemment avec détail dans l'anatomie pathologique de la morve et du farcin.

très tuméfiés, tuberculeux, très rouges dans quelques points. Les ganglions sous-linguaux gauches, outre les lésions que je viens d'indiquer, offraient, dans plusieurs points de leur tissu, de petites masses calcaires.

Les articulations du tarse et du métatarse gauches étaient entourées par du tissu cellulaire en partie induré ou infiltré de sérosité. On trouvait de petits abcès farcineux dans l'épaisseur de ce tissu. La synovie de l'articulation du jarret était d'un jaune citrin. Les franges synoviales étaient infiltrées d'un liquide jaune ou rose.

Le tissu cellulaire des trois autres membres était infiltré. Des muscles du bras et de la cuisse contenaient du sang épanché et très foncé. Leur coupe était sèche.

Le testicule gauche, un peu atrophié; ses enveloppes étaient infiltrées de matière tuberculeuse. Les deux lames de la gaîne vaginale adhéraient entre elles dans plusieurs points. La cavité de la gaîne contenait des fausses membranes ayant l'aspect d'une gelée tremblante. Le dartos était très épais et adhérait fortement aux tissus sous-jacents. Le cordon testiculaire était volumineux et dur. Ces lésions s'étendaient jusque dans l'abdomen.

Les veines du scrotum contenaient des caillots sanguins blancs ou noirs, les uns libres, les autres adhérens à la membrane interne de la veine qui était pointillée en rouge et un peu inégale.

La muqueuse nasale offrait à la fois toutes les lésions de la morve chronique, de la morve pustuleuse aigue et de la morve gangréneuse : des plaques, des élevures peu saillantes, d'un blanc jaunâtre, des élevures arrondies, coniques ou semi-sphériques, rouges ou blanches, entourées d'une auréole rouge ; des ulcères superficiels, des ulcères profonds ; des cicatrices blanches, saillantes, ridées ou rayonnées, des masses de sang épanché s'enlevant par lambeaux ; des caillots blancs ou rouges dans les sinus veineux. La muqueuse des sinus et celle des cavités des cornets étaient très-épaisses et infiltrées de liquides jaunes ou rosés. Le sinus frontal gauche et le cornet supérieur gauche renfermaient une substance purulente de consistance caséeuse. Le sinus frontal droit contenait un liquide séro-sanguinolent. Les os des sinus et du cornet supérieur gauches boursouflés, rouges, poreux, se coupaient facilement avec un instrument tranchant.

La cloison cartilagineuse du nez était ramollie; à sa partie inférieure, elle était presque entièrement perforée. Les parties qui entouraient la perforation étaient tuméfiées, jaunâtres.

Le larynx et la trachée étaient parsemés d'ulcères et de plaques blanches.

Les poumons contenaient beaucoup de granulations tuberculeuses, des masses tuberculeuses irrégulières jaunâtres entourées d'une enveloppe d'un rouge foncé, des pneumonies lobulaires, des ecchymoses très-étendues.

Dans la rate et le foie, il y avait une très-petite quantité de masses blanches jaunâtres fibrineuses.

Les autres organes de la digestion étaient pour la plupart à l'état normal ; les ganglions lymphatiques du mésentère étaient seulement plus gros que dans l'état de santé.

Le péricarde, qui était infiltré, contenait un peu de liquide séreux, rougeâtre. Dans la scissure coronaire existait une infiltration séreuse, jaunâtre.

Le cœur et les principaux vaisseaux contenaient peu de sang; il était très-foncé et coagulé. Il n'y avait presque pas de différence entre le sang veineux et le sang artériel. La membrane interne des vaisseaux et celle du cœur, en contact avec les caillots, étaient teintes en rouge foncé.

Les exemples de cette multiplicité de lésions à différents états, à différents degrés, ne sont pas rares quand on laisse vivre les chevaux morveux et farcineux pendant longtemps.

Les cas de morve et de farcin aigus qui ne sont pas précédés de morve et de farcin chroniques sont assez rares ; et encore trouve-t-on constamment quelques lésions qui appartiennent à la morve et au farcin chroniques. La lésion qui manque le plus ordinairement est la présence de ces masses dites tuberculeuses dans les ganglions lymphatiques qui sont alors rouges et moins volumineux.

Rien, du reste, n'est plus variable que la combinaison des diverses lésions qui caractérisent anatomiquement la morve et le farcin du cheval et des animaux du même genre, comme le mulet et l'âne. Dans ces deux dernières espèces, il est à remarquer que le cours de ces maladies est plus rapide, et que les symptômes d'acuité se développent plus promptement. On a attribué cette différence au peu de capacité des fosses nasales de l'âne et du mulet. La respiration devient laborieuse dès que la membrane muqueuse commence à se tuméfier ; l'hématose se fait alors moins bien, et l'altération générale des liquides est plus prompte. Toutefois, il ne faut pas oublier que les lésions pulmonaires sont une cause puissante de dyspnée.

Chez l'âne et le mulet, comme chez le cheval, dans des cas mortels de morve, on trouve à la fois des lésions qui appartiennent à la morve chronique et à la morve aiguë des différents auteurs.

Il est malheureusement prouvé aujourd'hui que la morve et le farcin ne sont pas particuliers aux animaux domestiques, et que l'homme n'en est pas exempt, ainsi qu'on l'a cru pendant longtemps. Les symptômes et les lésions pathologiques de la morve et du farcin chez l'homme ont la plus grande analogie avec celles de ces mêmes maladies chez le cheval et l'âne. Les légères différences que l'on observe dépendent de l'organisation, qui n'est pas exactement la même dans l'homme et dans les solipèdes.

§ IV. Des causes de la morve et du farcin.

On croit généralement à l'influence de la plupart des causes qui ont été signalées par les vétérinaires. Il n'y a aujourd'hui de controverse que pour une seule, pour la contagion ; aussi sera-ce sur cette dernière cause que j'insisterai le plus.

Les chevaux maladifs, d'une faible constitution, à robes de nuances ternes, pâles, et les animaux des pays humides, sont les plus exposés à la morve et au farcin spontanés. Les travaux excessifs qui font que l'animal fait plus de déperditions qu'il ne reçoit de principes nutritifs, qui ne permettent pas à la digestion de s'accomplir convenablement, qui troublent les fonctions des organes de l'hématose, surtout dans les animaux conduits à une allure précipitée, déterminent la morve et le farcin. Plusieurs fois j'ai examiné le sang d'un même animal avant et après une course rapide et longtemps continuée; je l'ai trouvé plus noir, plus séreux, formant des caillots moins denses. Hunter avait remarqué aussi que le sang des animaux qui meurent après avoir été lassés à la course, ne se coagulait pas. Or, j'ai vu cette seule influence être promptement suivie du farcin et de la morve aigue; mais toujours avant l'apparition de ces maladies on remarquait des symptômes précurseurs, tels qu'une couleur terne des poils, l'horripilation, des frissons, le dégoût, la tristesse, le pouls vite et petit, la coloration en violet de la conjonctive et de la pituitaire, un dépérissement excessif en très peu de jours, quelquefois des claudications, des lassitudes, de la nonchalance, etc. Quand ces causes agissent lentement, la morve (1) se développe lentement aussi; elle a alors une marche chronique.

Le défaut d'une suffisante quantité d'aliments, ou la mauvaise qualité des aliments, produisent les mêmes résultats que les travaux excessifs.

Je publierai incessamment le résultat d'un grand nombre d'expériences que j'ai faites pour établir le plus exactement possible les rapports qui existent entre ces influences et les modifications du sang.

Les habitations mal aérées, froides et humides, favorisent le développement de la morve.

Les intempéries des saisons agissent de la même manière.

(1) Je me servirai souvent du seul nom de *morve* pour désigner collectivement la *morve et le farcin*.

L'accumulation d'un grand nombre d'animaux dans une même habitation, surtout quand elle est peu spacieuse relativement au nombre des animaux, ou bien quand elle est mal disposée pour le renouvellement de l'air, quand des fumiers pourris restent longtemps sans être enlevés, est une cause de morve. Dans ce cas il y a une infection particulière due à des matières animales en putréfaction, et qui détermine la morve et le farcin, comme dans d'autres circonstances, d'autres lésions spéciales et contagieuses naissent spontanément, et sans que l'on puisse les attribuer à la contagion. Ainsi la pustule maligne, et les autres variétés de *charbon*, sont spontanées dans certains cas, comme la morve, et, pour cela, n'en sont pas moins contagieuses.

Il est à remarquer que les jeunes animaux qui sont sous l'influence de la maladie connue sous le nom de *gourme*, sont assez sujets à devenir morveux quand ils ne reçoivent point de soins convenables, et quand ils sont réunis en très grand nombre, ou placés dans une écurie infectée par des matières animales en putréfaction provenant des narines des chevaux et des sétons que l'on est assez souvent dans l'habitude de passer à ces animaux. Toutes les causes occasionnelles de la morve, agissent avec bien plus d'intensité sur les animaux gourmeux que sur d'autres.

La résorption purulente est quelquefois suivie de la morve et du farcin; mais il arrive souvent aussi qu'elle a lieu sans amener ces maladies (1). J'ai remarqué que les chevaux qui avaient des plaies fistuleuses en suppuration et qui succombaient aux résorptions purulentes, avaient rarement le farcin, quand ils recevaient les soins convenables, quand on ne laissait pas accumuler le pus de manière à infecter l'air ambiant des habitations.

J'ai remarqué aussi que la fréquence de la morve et du farcin, dans ce cas, dépendait moins de la masse du pus que de sa qualité. Du pus anciennement sécrété, et altéré par la putréfaction, peut être apte à produire la morve et le farcin; mais il faut que la plaie qui suppure donne une assez grande quantité de pus. Le développement de la morve, à la suite de longues suppurations, tient peut-être à une altération de la constitution ou des humeurs sans qu'il y ait eu réellement résorption purulente.

Du pus provenant d'un animal atteint de la morve ou du farcin, peut, comme je m'en suis assuré par expérience, produire la morve, soit par

(1) M Dupuy a injecté du pus dans les veines, et il n'a produit ni la morve, ni le farcin (*Nouvelle bibliothèque médicale*, première année, p. 336), mais bien une affection gangréneuse qui a causé la mort le troisième jour de l'injection.

inoculation, soit par application sur la muqueuse nasale.

Les causes irritantes qui agissent localement sur la muqueuse nasale ne produisent la morve qu'autant qu'elles ont agi pendant longtemps chez des individus qui sont prédisposés à cette maladie.

Ainsi on cite des exemples de morve déterminée par des caries des os de la mâchoire supérieure ou par des caries de dents.

Toutes les causes locales d'une courte durée, comme l'injection d'essence de térébenthine, l'aspiration des vapeurs d'ammoniaque, etc., ne déterminent pas la morve, mais peuvent provoquer des jetages et le gonflement des ganglions lymphatiques sous-linguaux.

Il en est de même de certaines causes locales par rapport à des lésions que l'on a confondues avec le véritable farcin. Il n'est pas rare, par exemple, d'observer des tuméfactions très douloureuses dans la direction des principaux vaisseaux lymphatiques des membres, à la suite de lésion graves des tissus d'où naissent ces lymphatiques. Pareille chose arrive sur les côtes, le garot, les épaules, l'encolure, à la suite de compressions fortes et longtemps continuées des harnais sur les reins, le dos, le garot, l'encolure et la nuque. On voit apparaître, dans quelques heures, des cordons superficiels très-douloureux; mais ces angéioleucites sont momentanées; elles se dissipent dès que la douleur vive produite par la compression a cédé à une médication appropriée. Ces cordes ne sont pas noueuses ; elles ne s'abcèdent pas ; elles ne sont pas véritablement farcineuses.

L'hérédité est une cause de morve.

Il me reste à examiner une cause de la morve et du farcin qui est fortement controversée : la *contagion*.

A l'égard de la morve pustuleuse aiguë et de la morve gangréneuse, et à l'égard du farcin aigu, il n'y a pas de doute pour la contagion, parmi la grande majorité des vétérinaires. Je ne m'arrêterai donc qu'à l'examen de la question de la contagion de la morve et du farcin chroniques. Et d'abord cela a été une opinion générale parmi les vétérinaires que la *morve* (et sous ce nom ils comprenaient évidemment aussi la morve chronique) était contagieuse.

Lafosse, Bourgelat, Paulet, Gilbert, Huzard père, Chabert (1), Coleman, Delabaire-Blaine, les professeurs de l'école de Lyon, et tant d'autres étaient d'assez bons observateurs pour faire remarquer qu'une des formes de la morve, celle qui est la plus répandue (*la morve chronique*), ne se communiquait pas, s'il en eût été ainsi. J'ajouterai que si une chose peut être facilement

(1) Une discussion s'est élevée sur la véritable opinion de Chabert ; mais Huzard père pensait que Chabert n'avait jamais cru à la non-contagion de la morve, et je partage cette opinion.

appréciée par l'observation journalière, c'est certainement la propriété qu'ont certaines maladies de se communiquer par contagion. Dans l'examen de cette question on doit tenir compte de l'opinion des personnes qui sont souvent en rapport avec les chevaux, ou qui leur donnent des soins journaliers, lors même que ces personnes sont étrangères à la médecine. Or, on sait que l'immense majorité des propriétaires de chevaux ou des gens qui se servent de chevaux, croit à la contagion de la morve et du farcin, soit chroniques, soit aigus. Combien de fois ai-je entendu dire : depuis un très grand nombre d'années j'habite le même lieu, mes chevaux ont toujours été nourris de la même manière, ont constamment été soumis aux mêmes travaux, ils ont enfin toujours été dans les mêmes conditions de santé ; ce n'est que depuis que j'ai introduit dans mon écurie un cheval morveux ou farcineux que j'ai vu la morve envahir mon écurie.

Non-seulement j'ai entendu cela cent fois, mais je me suis convaincu, moi-même, de la réalité de ces faits; et je connais un grand nombre de vétérinaires qui ont été témoins de pareils faits. Or, dans ces cas, il s'agissait aussi bien de la morve chronique que de la morve aiguë, aussi bien d'animaux en parfaite santé, faisant un exercice modéré, bien nourris et en bon état, que d'animaux fatigués et maigres.

A ces faits positifs de contagion on a opposé des faits de non-contagion de morve chronique et de farcin chronique ; mais ces faits négatifs ne détruisent point les premiers et ne peuvent prouver que ces maladies ne sont point contagieuses. Ils témoignent seulement que des animaux sains mis en contact avec des chevaux morveux, pendant un temps plus ou moins long, ont pu ne pas devenir morveux, ce que je ne conteste point. Ces faits de non-contagion ne sont pas, du reste, particuliers à la morve chronique. On en observe d'analogues dans toutes les maladies contagieuses, même dans celles qui sont douées de la propriété contagieuse au plus haut degré : le claveau, la gale, le charbon, se communiquent-ils infailliblement par le contact d'un animal malade avec un animal sain. Chez l'homme, la variole, la vaccine, la syphilis, la gale, ne se communiquent pas toujours, même dans les circonstances en apparence les plus propres à leur transmission.

M. Dupuy qui, en 1817, avait mis en doute la contagion de la morve, afin de provoquer des expériences de la part du gouvernement, pense que l'on peut quelquefois expliquer pourquoi la morve chronique ne se communique pas toujours. Il a remarqué que les chevaux étaient beaucoup plus disposés à cette maladie à certaines époques de leur vie.

M. Barthélemy aîné pense que la morve chronique (qu'il reconnaît être analogue à la morve aiguë) se transmet quelquefois du cheval au cheval, mais beaucoup plus rarement qu'on ne l'avait cru.

En résumé, dans la morve et le farcin chroniques les cas de contagion sont plus rares que les cas de non-contagion ; mais personne n'en conclura, je pense, que ces maladies ne sont pas contagieuses.

Un grand nombre d'autres vétérinaires français sont restés fidèles à l'ancienne opinion de la contagion de toutes les espèces de morve. Quelques-uns, comme moi, qui se refusaient à y croire quand ils étaient jeunes d'expérience, y ont cru plus tard. Aujourd'hui, l'immense majorité des vétérinaires de l'Allemagne, de l'Angleterre, de la Belgique, de l'Italie et de l'Espagne, croit à la contagion de la morve chronique.

M. Delafond, qui conteste la contagion de la morve chronique, dit : « Dans la question de la « contagion, ce dont il faut être d'accord, c'est « sur ce point, à savoir : que la morve débute « long-temps après les causes qui l'ont suscitée ; « qu'elle a une marche lente, une durée indéter- « minée ; qu'elle s'accompagne de lésions mor- « bides toujours d'ancienne formation ; qu'elle « revêt, en un mot, tous les caractères d'une ma- « ladie essentiellement chronique. »

Pour moi, j'ai vu des chevaux, d'une santé *la plus parfaite*, devenir morveux et farcineux après un court laps de temps, et présenter les signes et les lésions suivantes : « Jetage d'une matière filante, inodore, verdâtre, abondante pendant l'exercice ou le repos, se desséchant et adhérant aux poils des naseaux; pituitaire pâle; *ulcérations nasales superficielles ou profondes, petites, à bords irréguliers, échancrés, dentelés à pic, à fond blanchâtre, et non entourées par un bord rouge;* épistaxis; ganglions de l'auge tuméfiés.

J'ai vu ces symptômes, dis-je, et ces lésions apparaître chez des animaux qui n'avaient jamais été soumis aux causes débilitantes sur lesquelles insistent trop exclusivement les non-contagionistes.

J'ai vu la plupart de ces symptômes survenir à des chevaux bien portants six jours après l'inoculation de la morve.

Je dis qu'on n'est pas fondé à attribuer uniquement la morve à des causes débilitantes, quand on avance que beaucoup de chevaux morveux ont une *apparence de santé,* conservent leur force première, et sont encore capables de travailler.

Enfin, on sait que les chevaux de cavalerie deviennent moins sujets à la morve et au farcin quand ils sont en campagne ou au bivouac, que lorsqu'ils sont en garnison.

Les non-contagionistes disent que, dans les casernes, les chevaux sont mal logés, qu'ils sont accumulés en grand nombre dans des écuries trop peu spacieuses ; mais cette objection n'est pas applicable à toutes les casernes.

On a dit que les chevaux de troupe, en France particulièrement, ceux attachés aux services actifs de poste ou de diligences, les chevaux de place des grandes villes, ceux attachés à de grands établissements de roulage, de hallage, étaient plus souvent attaqués de la morve que ceux qui sont réunis en plus petit nombre chez diverses personnes, et qui sont attachés à de petits transports ou à la culture des champs. Tout cela est vrai, mais cela n'est pas une objection contre l'opinion de la contagion.

Encore un fait. Pourquoi les chevaux de troupes sont-ils plus exposés à la morve en France qu'en Allemagne? Dans l'un et l'autre pays, ce sont souvent les mêmes races de chevaux. En France, les chevaux de troupes sont convenablement pansés, et sont aussi bien nourris qu'en Allemagne, et, en général, ces animaux sont à peu près dans les mêmes conditions dans les deux pays. Pour moi, je ne vois qu'une différence, c'est le soin extrême que l'on prend en Allemagne d'éviter la contagion, qui est redoutée au point qu'on fait tuer les chevaux sains qui ont été en contact avec des chevaux morveux; tandis qu'en France, surtout depuis quelques années, on est très peu sévère sur l'application des réglements de police sanitaire.

Si dans les grands établissements où il y a beaucoup de chevaux, la morve, proportion gardée, est plus commune qu'ailleurs, c'est évidemment parce que, lorsqu'il y a un cheval morveux dans une écurie garnie de beaucoup de chevaux, un plus grand nombre d'individus se trouvent exposés à la contagion. De même, lorsqu'un nombre déterminé de chevaux est réparti dans plusieurs écuries, ces chevaux sont moins sujets à la morve que lorsqu'ils ont une seule habitation. C'est pour cette raison que les petits propriétaires de chevaux ont moins à craindre la morve, quoique leurs chevaux soient soumis, comme les autres, aux influences débilitantes indiquées par les non-contagionistes comme les causes les plus fréquentes de la morve : l'excès de travail, la mauvaise alimentation, les habitations étroites et sombres, etc.

Dans les grands établissements la contagion est si réelle, que j'ai vu fréquemment des chevaux jeunes, vigoureux, y devenir morveux peu de temps après avoir été achetés, et avant d'avoir été soumis à des travaux pénibles.

J'ai remarqué dans ces mêmes établissements, que de temps en temps il y avait des dépôts qui fournissaient incomparablement plus de chevaux morveux et farcineux que d'autres dépôts, quoique tous les chevaux de ces dépôts fussent soumis au même régime, au même travail. Assez fréquemment la morve atteignait des animaux robustes, en bon état.

L'influence des localités et des soins n'y était pour rien, puisque la morve se montrait successivement dans plusieurs dépôts qui avaient toujours les mêmes chefs. A quoi attribuer ces particularités, si ce n'est à la contagion dont la cause, souvent reconnue plus tard, était l'introduction d'un cheval morveux? Enfin, comment expliquer ce qui arrive souvent, qu'une fois la morve dans une écurie, un grand nombre des chevaux qui y sont introduits successivement deviennent morveux, même après un court séjour, et lorsque ces chevaux ne sont pas excédés de fatigue, et lorsque les écuries sont le mieux disposées.

On a dit que la morve chronique ne se communiquait pas, parce que c'était une maladie chronique. « *Existe-t-il,* demande M. Delafond, *parmi* « *les centaines de maladies qui affligent l'espèce* « *humaine, une maladie essentiellement chro-* « *nique dont la propriété contagieuse soit bien* « *démontrée* (1)? »

Je réponds oui, il en existe.

Qui ignore que la teigne faveuse, maladie essentiellement chronique, est contagieuse?

D'ailleurs, si la morve est moins contagieuse à l'état chronique qu'à l'état aigu, la syphilis n'offre-

(1) M. Delafond, *ouvrage cité.*

t-elle pas un phénomène analogue chez l'homme?

M. Delafond ajoute que 130 chevaux qui avaient communiqué avec des chevaux atteints de la morve, ne sont pas devenus morveux au bout d'un certain temps. Mais qu'est-ce que cela prouve? Il me serait extrêmement facile de réunir un pareil nombre de faits qui constateraient que pareil nombre d'individus sains ont cohabité avec d'autres individus atteints des maladies les plus contagieuses, sans devenir malades.

M. Hurtrel d'Arboval (*Dictionnaire de Médecine et de Chirurgie vétérinaire*, art. *Morve*), a cité des faits que M. Delafond n'aurait pas dû récuser, parce qu'il n'ignore pas que M. Hurtrel d'Arboval sait distinguer la morve chronique de la morve aiguë; car M. Delafond lui-même a pris à M. Hurtrel d'Arboval un fait dans lequel cet auteur s'explique clairement sur l'espèce de morve. Si les cas qu'il rapporte avaient eu rapport à la morve aiguë (1), M. Hurtrel d'Arboval n'eut pas manqué de le dire.

(1) J'allais livrer mon Mémoire à l'impression lorsque j'ai reçu de M. Hurtrel d'Arboval l'assurance que je ne m'étais pas trompé. Voici un passage de sa lettre : « Avant les temps modernes, lorsqu'on parlait de la morve, on entendait désigner « une maladie une et même, une maladie contagieuse sous « toutes les formes; voilà pourquoi, dans la première édition « de mon Dictionnaire, en exposant les faits relatifs à la contagion, je n'ai pas cru devoir distinguer particulièrement ceux qui « se rapportent à la morve chronique. Au reste, à la simple lecture de l'article, les hommes de l'art impartiaux ont pu faire « aisément la distinction, comme vous l'avez faite vous-même.

Je pourrais rapporter trois cas recueillis par M. Dandre, mais je préfère citer un exemple de contagion de morve chronique qui m'est propre.

J'ai choisi ce fait parce qu'un des sujets de mon observation a reçu des soins à l'école d'Alfort, où on a pu constater que le cheval n'était pas atteint de la morve aiguë, et parce que le cas est assez récent pour que l'on puisse prendre toutes sortes de renseignements. J'ai encore choisi ce fait, parce qu'il a rapport à des chevaux qui jamais n'ont été dans les conditions assignées au développement de la morve par les non-contagionistes.

Au mois de mars 1836, M. D. acheta deux chevaux de carrosse, l'un de cinq ans, l'autre de six. L'un des deux toussait assez souvent, et jetait par la narine droite un liquide peu abondant, d'un blanc

« Ce que j'ai omis à cet égard dans la première édition sera fait « dans la seconde, où les observations de morve chronique seront « distinguées de celles de morve aiguë.

« En 1807, alors que l'opinion contraire à la contagion de la « morve commençait à percer, j'ai eu l'occasion d'observer en « grand cette maladie sous la forme chronique, et de me fortifier « de plus en plus dans l'idée de la contagion, contre les idées nou- « velles que j'ai alors combattues dans un Mémoire que la Société « centrale d'agriculture de la Seine a couronné d'une médaille « d'or ; mes observations ultérieures n'ont pas modifié ma ma- « nière de voir. Aujourd'hui je persiste encore à croire la morve « chronique contagieuse, en m'appuyant aussi sur l'autorité de « M. Barthélemy aîné, qui s'est prononcé en faveur de la conta- « gion dans le sein de l'Académie, contre M. Dupuy, qui défen- « dait l'opinion contraire. »

Montreuil-sur-mer, 5 décembre 1838.

bleuâtre, un peu opaque, qui se fixait aux ailes du naseau. La muqueuse de cette narine était luisante et pâle dans presque toute la partie visible, et violacée seulement dans la partie qui correspondait aux sinus veineux de la cloison nasale. Vers la partie inférieure du nez la muqueuse était parsemée de petites dépressions noirâtres qui sont toujours très visibles toutes les fois que cette membrane est gonflée par des liquides. Les ganglions sous-linguaux droits, plus volumineux que ceux du côté opposé, formaient une masse aplatie, circonscrite, assez mobile, peu douloureuse au toucher. Le cheval ne mangeait pas avec un appétit régulier; son poil était un peu terne. A la voiture, le cheval n'avait pas la même vigueur que l'autre. Ce cheval se trouvait placé à côté de son pareil et à côté d'un cheval anglais de 7 à 8 ans qui était en très bon état et d'un grand prix. L'écurie qu'habitaient ces trois chevaux était saine sous tous les rapports. Les soins étaient prodigués à ces animaux. La nourriture était choisie.

Pendant un mois, à peu près, ces trois chevaux ne furent exercés que pour leur santé; ils ne sortaient que lorsqu'il faisait beau. Pendant ce temps l'état du cheval malade varia très peu : les ganglions diminuèrent peu de volume ; le jetage était un peu plus abondant quand le cheval était exercé.

On sépara ce cheval après un mois de cohabitation. Il n'avait plus de rapports avec son pareil que pendant la promenade, soit à la main, soit attelé à la voiture.

Pendant le second mois, les ganglions augmentèrent de volume, le jetage devint plus abondant; le liquide, plus opaque, se desséchait sur les ailes du nez. L'œil droit devint chassieux. Le cheval fut sacrifié vers la fin du mois de juin.

Vers le commencement de ce mois, le cheval anglais perdit un peu de sa gaîté, son poil devint terne. La muqueuse des narines devint pâle, les sinus veineux se congestionnèrent et donnèrent à la muqueuse une teinte violacée qui était due à des vaisseaux sanguins. Peu de jours après, les ganglions lymphatiques gauches se tuméfièrent; ils formaient une tumeur noueuse, allongée, bien circonscrite, et roulant facilement au milieu du tissu cellulaire environnant. Un peu plus tard, un liquide mélangé de mucus et de matière purulente coulait par la narine gauche et se fixait aux poils des ailes du nez. Le cheval ébrouait souvent, mais très légérement, et chassait le liquide enfermé dans sa narine.

Un des premiers jours du mois de juillet, le cheval fut conduit à l'école d'Alfort où il reçut des soins, pendant quelque temps, et où il fut abattu comme atteint de morve chronique.

Déjà, à cette époque, le troisième cheval avait

les ganglions droits légèrement augmentés de volume et les sinus veineux de la cloison nasale fortement injectés. Il fut vendu à M. D.... qui l'employa comme cheval de carrosse pendant quelque temps, et qui, au bout d'un mois, le fit abattre comme atteint de morve chronique.

Voici un autre fait : En 1826, M. de B....., à Paris, avait deux chevaux de carrosse de 7 à 8 ans, très robustes, dans un parfait état, bien pansés, bien nourris, travaillant modérément, logés dans une très bonne écurie. L'un de ces chevaux fut atteint de la morve chronique. Ces chevaux n'avaient pas de plaies en suppuration. Ils n'avaient point été malades depuis deux ans que le propriétaire les possédait. Les premiers symptômes de morve apparurent un mois après le retour de la campagne. Le cocher me dit qu'il attribuait le jetage à ce que les chevaux avaient été mis dans une écurie où il y avait eu des chevaux morveux, mais qu'ils n'avaient point fait de travaux pénibles et qu'ils avaient eu une bonne nourriture.

Ce premier cheval morveux continua à habiter et à travailler avec son pareil. Un mois s'était à peine écoulé depuis l'apparition des symptômes de morve chez le premier cheval, que le second fut atteint. Tous les deux furent sacrifiés, et je me rappelle avoir trouvé à l'autopsie les lésions regardées par M. Delafond comme appartenant au second degré de la morve chronique.

Dans cette observation, comme dans la précédente, aucune autre cause que la contagion ne peut expliquer le développement de la morve chez ces deux chevaux.

Maintenant voici un fait de contagion du farcin chronique : M. M....., l'un des voituriers de Paris dont les écuries sont le mieux tenues sous tous les rapports, n'avait pas eu un cheval farcineux, ni un cheval morveux, dans ses équipages, depuis très-longtemps. Il y a six mois, un de ses chevaux devint farcineux. Il reçut d'abord des soins du vétérinaire de la maison. Le cheval continua d'habiter dans l'écurie commune. Les boutons de farcin suppurèrent et séchèrent. La cohabitation dura plusieurs mois. Malgré la sécurité donnée par le vétérinaire, sous le rapport de la contagion, le cheval fut envoyé à l'école d'Alfort. Peu de temps après son départ deux autres chevaux de M. M.... devinrent farcineux; l'un d'eux avait travaillé avec celui qui avait été le premier malade. Je fus appelé; déjà le cheval était revenu d'Alfort non guéri. Il fut abattu. Le second cheval, après avoir reçu de moi des soins infructueux (le farcin était général : il avait envahi successivement les membres antérieurs, les ganglions des ars, le dessous de la poitrine, les ganglions des aines et les ganglions sous-linguaux du côté gauche), fut aussi abattu. Un troisième et un quatrième cheval furent encore atteints du farcin chronique, l'un sur la croupe, l'autre à l'épaule. Ils furent séquestrés dans une écurie éloignée de celle des chevaux qui étaient encore sains.

Tous ces chevaux, au moment où ils devinrent farcineux, paraissaient être dans le meilleur état de santé possible. L'excès de travail, la mauvaise nourriture, n'avaient pas été évidemment la cause du farcin.

Voici un fait observé par M. Mennechy, médecin-vétérinaire à Louvres. Ce fait ne m'est pas tout à fait étranger, car j'ai vu le cheval que l'on accuse d'avoir apporté la morve dans l'écurie, et j'ai vu aussi huit des chevaux qui sont devenus morveux ou farcineux :

Vers le mois de mars 1837, M. H., cultivateur à Épiais, acheta d'un relayeur, qui avait la morve dans ses écuries, un cheval bai entier, de 8 à 9 ans, le mit au premier attelage de l'écurie.

Le 3 octobre 1837, un cheval noir du même attelage tomba malade; le 15 il présenta tous les symptômes de la morve chronique, qui furent précédés de symptômes généraux, de l'accélération du pouls et de la respiration. Il eut aussi un léger engorgement des testicules et de leurs enveloppes.

Le 20, le farcin se déclara ; alors le poil était terne, hérissé, et le cheval était devenu maigre.

Tous les symptômes de la morve et du farcin chroniques augmentèrent, et au bout de deux mois on sacrifia le cheval.

M. Mennechy, ayant été invité à faire une visite générale, remarqua que le 15 octobre, le premier cheval indiqué, celui qui venait de chez le relayeur, présentait quelques symptômes de morve; les ganglions sous-linguaux gauches, plus volumineux que dans l'état normal, étaient durs, douloureux; la muqueuse nasale était rouge, légèrement tuméfiée. Jetage intermittent d'un liquide filant, par la narine gauche. L'œil gauche chassieux.

Le charretier qui conduisait ce cheval déclara que depuis qu'il le menait, c'est-à-dire depuis son arrivée à la ferme, il avait remarqué que ce cheval jetait plus ou moins; ce qui fit penser à M. Mennechy que ce cheval avait la morve lors de la vente qui en avait été faite à M. H.

Immédiatement après la visite de M. Mennechy, le cheval fut mis au repos et à part; il reçut des soins convenables. Après une quinzaine de jours, l'état de ce cheval paraissant satisfaisant, puisqu'il ne restait plus qu'un léger engorgement des ganglions, il fut remis à son attelage pour continuer son travail.

Le 3 janvier 1838, M. Mennechy fit une nouvelle visite chez le fermier; il trouva le cheval dans l'état suivant : Ganglions gauches volumineux, douloureux, adhérents; jetage plus abondant que la première fois, sans intermittence; rougeur et tuméfaction de la muqueuse nasale à gauche; plusieurs élevures rouges, qui ne tardèrent pas à être remplacées par des ulcères peu profonds. recouverts d'une croûte jaunâtre. L'état général du cheval était moins bon; le poil était terne et sec. On le remit encore à part pendant un mois. On lui donna des soins, après lesquels les symptômes disparurent, moins l'engorgement des ganglions. Le cheval avait repris son embonpoint ordinaire. Il fut ensuite remis dans son attelage jusqu'au mois de mars, époque à laquelle il se mit à jeter de nouveau d'une manière marquée; les ganglions augmentèrent aussi. Il fut séquestré pour la troisième fois et ne fut plus remis dans l'écurie commune.

M. H. le conserva jusqu'au mois de novembre 1838. Son état était toujours le même; il était glandé et jetait de temps à autre. Son embonpoint s'est maintenu. Il travaillait modérément et il était attelé alternativement, tantôt avec d'autres chevaux *suspects*, tantôt avec des chevaux sains, quand les chevaux suspects manquaient. Il fut vendu.

Le 3 janvier 1838, un cheval entier, rouan, de 9 à 10 ans, appartenant au même attelage que les deux chevaux précédents, présenta d'abord un engorgement des testicules et du fourreau, très douloureux à la pression. La muqueuse nasale et la conjonctive étaient d'un rouge jaunâtre; les yeux chassieux. Tous ces symptômes avaient été précédés d'un mouvement fébrile, de dégoût, pour l'avoine particulièrement; le pouls était vite et peu élevé; les crins s'arrachaient très facilement; une éruption presque générale de boutons et de cordes farcineuses eut lieu avec ou sans nodosité.

Cinq à six jours après un traitement convenable, un mieux se prononça. Puis, le 21 janvier, l'éruption devint plus générale; les quatre membres s'engorgèrent; la nasale se couvrit de pétéchies qui furent remplacées par des croûtes d'un rouge brun qui recouvraient des ulcères de forme irrégulière, dont le fond était saignant; la respiration était bruyante. Le mal fit des progrès; et le 29 janvier, on sacrifia le cheval.

Dans le courant du mois de janvier 1838, un cheval bai, de 7 à 8 ans (qui était dans la ferme depuis 2 ans, et qui n'avait jamais été malade pendant ce temps, fut mis dans l'attelage des trois derniers chevaux, au mois de novembre, pour remplacer le cheval noir qui avait été sacrifié), eut une affection catarrhale; quinze jours après le début de cette affection, les ganglions lymphatiques sous-linguaux droits se tuméfièrent; ils étaient durs et douloureux. Sept à huit jours plus tard, des ulcères survinrent sur la muqueuse nasale, à droite; puis le cheval jeta dix jours après l'apparition des ulcères. Il a toujours conservé de l'appétit et assez de force pour continuer son travail; cependant il toussait depuis le début de l'affection catarrhale ; son poil était constamment terne depuis cette époque. Les crins s'arrachaient facilement, et la peau était sèche et adhérente. Cet état se continua jusque vers la fin du mois de juin avec quelques modifications des symptômes. A cette époque, plusieurs symptômes qui annonçaient la morve aiguë survinrent; le cheval maigrit tout-à-coup; il devint triste, mangea peu; les membres étaient raides et engorgés. On sacrifia le cheval.

Dans le mois de février 1838, un cheval entier, fleurs de pêcher, de 12 ans environ (ce cheval avait remplacé dans l'attelage, le 3 janvier, le cheval rouan sacrifié le 29 janvier), eut les membres postérieurs raides ; les testicules et le fourreau se gonflèrent considérablement ; une éruption farcineuse se montra sur diverses parties du corps, après quelques symptômes généraux.

Ce cheval fut isolé et soigné. L'engorgement testiculaire se borna au testicule gauche qui, plus tard, devint le siége d'un abcès farcineux. Il s'ouvrit spontanément, et laissa couler, pendant un mois, un liquide séreux. Les symptômes de farcin existèrent jusqu'au mois de mars environ.

De tous les premiers symptômes, il ne resta que l'engorgement du testicule gauche, qui persista jusqu'au mois de décembre, époque à laquelle on vendit le cheval, qui alors était maigre et dont l'état inspirait la crainte d'une récidive de farcin ou d une attaque de morve.

Un cheval entier, alsan brûlé, très vieux, mis dans l'attelage au mois de janvier, fut sacrifié dans le courant de janvier 1838, quatre à cinq jours après une éruption de farcin générale, avec engorgement considérable aux membres et sous le ventre.

Outre ces six chevaux, qui ont successivement formé l'attelage si maltraité par la morve et le farcin, six autres chevaux appartenant à divers attelages de l'écurie de M. H., ordinairement composée de vingt-quatre chevaux furent atteints d'une manière plus ou moins grave de la morve et du farcin.

M. Mennechy a constaté que la plupart des chevaux malades avaient été plus particulièrement en rapport avec les chevaux du premier attelage.

Un vieux bidet d'allure fut atteint de la morve et du farcin chroniques, et fut sacrifié après un traitement de sept mois.

Un cheval hongre, de cabriolet, gris, devint morveux. La maladie atteignit le troisième degré dans l'espace de huit jours. Il fut sacrifié après dix jours de maladie.

Un cheval entier, gris miroité, de 7 à 8 ans, fut atteint de farcin chronique dans le mois de mai 1838, avec un engorgement testiculaire, particulièrement du côté gauche. Il ne reste plus aujourd'hui, 7 décembre 1838, que l'engorgement testiculaire qui est indolent.

Un cheval bai, entier, de 6 ans, acheté en novembre 1837, eut le farcin en juin 1838. Il est guéri.

Un cheval gris miroité, de 6 ans, acheté en novembre 1837, eut le farcin, et fut glandé seulement à la fin d'août; les symptômes disparurent; puis les ganglions se tuméfièrent de nouveau vers le 15 novembre 1838.

Un cheval noir, de 5 ans, acheté au mois de mai 1838, a été glandé vers la fin d'août. Ce symptôme a entièrement disparu.

Un vieux cheval alsan, à tous crins, provenant d'une réforme de cavalerie, et que M. H. avait acheté en 1834, avec un engorgement indolent au membre postérieur droit. Cet engorgement, qui était resté à peu près stationnaire pendant 3 ans, augmenta d'une manière très marquée au mois de janvier 1838, et le farcin chronique se déclara au membre engorgé et sur les côtes. Alors le cheval maigrit beaucoup et fut sacrifié.

M. Mennechy, dans la note qu'il m'a remise,

observe que la morve et le farcin, soit chroniques, soit aigus, sont toujours précédés de quelques symptômes généraux. Il a fait plusieurs remarques qui sont tout-à-fait en rapport avec ma manière de voir, sur l'analogie des diverses espèces de morve et de farcin que M. Delafond a séparées au point d'en faire des maladies distinctes. M. Mennechy base son opinion sur des faits qu'il a recueillis avec beaucoup de détails, et dont j'ai cité les circonstances les plus saillantes. Comme moi, il a vu tour à tour se combiner et se succéder la morve et le farcin chroniques, la morve et le farcin aigus et la morve gangréneuse.

Il attribue l'envahissement de la morve et du farcin, dans l'écurie de M. H., à la contagion. Il n'a trouvé aucune autre cause capable d'expliquer le développement de ces maladies dans une écurie qui est habituellement dans un très bon état. Du moins il assure que, depuis 12 ans qu'il visitait régulièrement cette écurie, il n'y avait jamais observé ni morve, ni farcin. Il ajoute que la morve n'était pas enzootique dans la contrée. Les chevaux de cette ferme sont exempts des travaux pénibles de la plupart des autres fermes; ils ne charrient point les pailles que le fermier vend dans ses granges.

Je dois encore à l'obligeance de M. Mennechy un fait très bien circonstancié, observé chez M. C..., cultivateur à Mareuil. Là il eut occasion d'observer sur des chevaux de tous âges, sur des chevaux nouvellement achetés et en parfaite santé, plusieurs cas de morve et de farcin aigus et chroniques qu'il attribua à la contagion, attendu que l'écurie de M. C... était parfaitement soignée sous tous les rapports, et que, pendant un très grand nombre d'années, ces maladies n'y avaient pas existé. Les conditions dans lesquelles se trouvaient les chevaux n'avaient pas varié.

M. Vatel m'a rapporté également un cas très remarquable de contagion de farcin chronique.

M. R...., marchand de chevaux à Paris, acheta à une foire de Normandie plusieurs chevaux entiers à *divers* propriétaires. Il s'aperçut que l'un de ces chevaux était farcineux. Plus tard il consulta M. Vatel, qui s'assura que sept chevaux de la même écurie du marchand étaient devenus successivement farcineux. Dans cette circonstance, où trouver une autre cause du développement du farcin sur les sept chevaux provenant de différentes fermes, sur des chevaux qui ne travaillaient pas, bien pansés, bien nourris, en très bon état de santé au moment de l'acquisition, qui n'avaient point de plaies suppurantes; où trouver, dis-je, une cause de farcin, sinon dans la propriété contagieuse du farcin?

Voici un autre fait que M. le comte de Bellozanne a eu l'obligeance de relater dans une lettre qu'il m'a fait l'honneur de m'écrire.

« Le 7e régiment de dragons était en garnison à « Maubeuge. Quatre escadrons de ce régiment « partirent au commencement de l'année 1823 « pour la frontière d'Espagne. Le deuxième esca- « dron avait plusieurs chevaux morveux; il en « avait perdu quelques-uns, et pour le mettre sur « le même pied que les autres, on lui donna plu- « sieurs chevaux pris à chacun des trois autres « escadrons. Le régiment arrivé sur les bords du « Gave et mis en cantonnement, le colonel fut « obligé de faire la même opération pour égaliser « ce même deuxième escadron, qui avait perdu « en route plusieurs chevaux de la morve. En « outre, en Espagne, le régiment, après avoir « traversé Madrid, fut cantonné plusieurs jours « à Naval-Carniro; la morve avait encore fait des « ravages dans le même escadron, on lui redonna « quelques chevaux des autres. Enfin on traversa « l'Estramadure, et pendant un assez long séjour « à Séville, la même nécessité amenée par les mê- « mes causes, obligea le colonel à prendre la même « mesure. Je vous observe que les chevaux frappés « de la morve n'étaient pas seulement ceux qui « venaient de l'escadron tel qu'il avait quitté Mau- « beuge, mais indistinctement ceux-là et ceux « ajoutés depuis et ayant appartenu aux autres « escadrons qui n'avaient point cette maladie.

« Enfin, la campagne étant terminée, le régi- « ment revint en France et trouva à Poitiers sa

« nouvelle garnison : deux nouveaux escadrons « de dépôt composés de recrus et de chevaux de « remonte. Ces deux escadrons étant plus nom- « breux que les quatre qui revenaient de cam- « pagne, on imagina de les refondre tous en- « semble pour en faire six à peu près complets et « pareils en jeunes et en anciens. Peu de temps « après cette nouvelle organisation, la morve se « manifesta dans les six escadrons à la fois ; car « les hommes, en changeant de compagnie, « avaient presque tous emmené leurs chevaux, « et le deuxième escadron où j'étais capitaine n'a- « vait conservé qu'une dizaine de chevaux venant « de faire la campagne d'Espagne.

« Je certifie l'exactitude de ces faits et en ferai « certifier au besoin par les officiers qui, à cette « époque, étaient avec moi au 7e régiment de « dragons, devenu depuis 7e de cuirassiers.

« Le comte Certain de Bellozanne. »

Cette narration n'a guère besoin de commentaires. J'observerai seulement que M. le comte de Bellozanne, qui n'a pas spécifié l'espèce de la morve, a infailliblement raconté un fait de contagion de morve chronique, espèce qui, du reste, est incomparablement plus commune que les autres. Les non-contagionistes ne pourront pas non plus invoquer l'influence de la nourriture, ni des fatigues. Rien n'a été particulier au deuxième escadron, si ce n'est la morve qu'il a propagée toutes les fois qu'il se trouvait en communication avec des chevaux qui ne lui appartenaient pas.

M. Barthélemy a eu aussi l'obligeance de me rappeler un fait dont il a souvent entretenu ses élèves dans ses leçons. Il suffirait certainement à lui seul pour convaincre les plus incrédules :

Pendant les guerres d'Allemagne, le 3e régiment de chasseurs eut occasion d'incorporer dans plusieurs escadrons des chevaux morveux. Bientôt la morve se propagea à tout le régiment. Ce même régiment fut pendant très long-temps de brigade avec le 1er de chasseurs, dans lequel M. Barthélemy était vétérinaire en chef. Il fut soumis aux mêmes fatigues, à la même nourriture, et cependant la morve ne fit pas de ravages dans le régiment de M. Barthélemy.

Ces faits, et d'autres faits analogues d'une observation journalière, sont des plus concluants.

J'ai inoculé, par application et par piqûre, du liquide provenant de la narine d'un cheval atteint de la morve chronique et j'ai produit la morve. J'ai inoculé du pus phlegmoneux, du pus provenant d'abcès ouverts sur un homme atteint de fièvre typhoïde, du pus varioleux, du pus syphilitique, du pus provenant d'une fistule ancienne au garot, avec carie du ligament cervical, du pus pris dans une fistule de la couronne, avec carie du cartilage latéral de l'os du pied, etc., et je n'ai point vu la morve se développer.

J'ai inoculé du liquide provenant d'hommes atteints de la morve et j'ai produit la morve.

M. Barthélemy m'a dit avoir vu se développer la morve chez le cheval par suite de l'inoculation de la morve chronique.

Mais, pour convaincre aujourd'hui les non-contagionistes, il ne suffit pas de citer les exemples les plus authentiques d'inoculation de morve et de farcin chroniques. Quand on leur parle de ces exemples, ils disent que l'on a pas eu soin de spécifier la nature de la morve inoculée (1), ou que les sujets étaient disposés par avance à devenir morveux ou farcineux. Toutefois, dans cette singulière théorie, il est assez extraordinaire que la morve et le farcin se soient toujours déclarés au moment même où l'on expérimentait.

En résumé, ce n'est pas la quantité, mais bien la qualité du pus qui devient la source de la morve et du farcin. Pour qu'une petite quantité de pus absorbé produise la morve ou le farcin, il

(1) Je ne connais qu'un fait publié antérieurement à mes expériences, où l'on ait établi d'une manière positive que du pus pris sur un individu atteint du farcin chronique, ou du moins d'un farcin dont l'origine datait de plus *d'un mois*, ait produit le farcin chronique. Ce fait, qui appartient à l'école de Lyon, a été rapporté dans le *Recueil de médecine vét.*, octobre 1838.

faut que ce liquide ait appartenu à un animal morveux ou farcineux.

J'ai inoculé plusieurs fois du pus provenant de sujets atteints de maladies diverses, et je n'ai jamais produit la morve et le farcin.

§ V. Police sanitaire. — Traitement de la morve et du farcin.

La morve est une maladie très grave : à l'état aigu, elle est le plus souvent mortelle; à l'état chronique, elle est le plus souvent incurable.

Le farcin est plus souvent susceptible de guérison que la morve.

Les rechutes sont fréquentes, à l'égard de la morve chronique surtout.

Si les chevaux morveux et farcineux qui, en général, sont fort délaissés, étaient convenablement soignés, et si le traitement était continué longtemps, on en guérirait probablement un plus grand nombre. Toutefois, les dépenses doivent être proportionnées au prix du cheval et aux chances de guérison.

L'animal doit être immédiatement sacrifié, s'il y a des chances d'infection pour d'autres chevaux.

Quoique les réglements de police sanitaire à l'égard de la morve soient extrêmement sévères, ils doivent être mis à exécution, sauf quelques mesures relatives à la désinfection et à l'enfouissement qui, dans mon opinion, doivent être modifiées.

De nombreuses recherches et une longue pratique m'ont convaincu que les lésions véritablement morveuses et farcineuses sont souvent le résultat d'une affection générale produite par une cause infectante particulière, par un *contagium*.

On n'a pas encore découvert de moyens propres à détruire ce *contagium*, ou à combattre sûrement les lésions qu'il détermine.

Dans l'impossibilité où l'on est aujourd'hui de combattre, par un *spécifique*, la morve aiguë et le farcin aigu, on a généralement recours à un traitement analogue à celui que les médecins emploient dans quelques maladies éruptives graves : on modère les inflammations locales et le trouble général des fonctions par le repos, par des boissons adoucissantes, et quelquefois par la saignée, par des fumigations émollientes dans les narines. On pratique des scarifications sur les régions infiltrées de sang et de sérosité. Dans le farcin aigu, on cautérise les tumeurs farcineuses dès qu'elles apparaissent.

J'ai pratiqué plusieurs fois sans succès l'opération de la trachéotomie, dans la morve aiguë.

Dans la *morve* et le *farcin chroniques*, un exercice modéré est salutaire ; la nourriture, l'avoine, le foin et la paille doivent être de bonne qualité. On donne en outre de la farine de froment ou du froment en grain en petite quantité. En général, les chevaux morveux et farcineux doivent être bien nourris.

On nettoiera fréquemment les naseaux des chevaux morveux et on entretiendra la plus grande propreté autour d'eux, dans leur mangeoire, etc.

Dans la morve chronique, lorsque les ulcérations de la membrane muqueuse sont blafardes et que cette membrane est pâle, on a recours aux fumigations chlorurées ou iodurées (1). On fera en même temps des onctions et des frictions sur les ganglions lymphatiques et sur les testicules tuméfiés. On administrera à l'intérieur des préparations iodurées, des préparations ferrugineuses et des extraits de plantes amères.

Lorsque les sinus frontaux ou les cavités des cornets sont remplis de matière purulente, ce dont on s'assure par la percussion, la morve est incurable. La trépanation et les injections conseillées par Lafosse père ne m'ont jamais réussi.

Dans tous les cas, la gravité de la morve ne permet pas de donner, sans perte, des soins long-temps continués. Quand les animaux sont de bas prix, il faut les sacrifier immédiatement. En général, je conseille de ne pas dépenser, en soins, plus du dixième de la valeur de l'animal. J'ai remarqué

(1) Voyez sur cette méthode de traitement les recherches que j'ai publiées dans le *Journal de médecine vétérin.*, *année* 1834, tome I, page 10.

que, lorsqu'après quinze jours de traitement (pour les chevaux atteints de morve chronique), il n'y avait pas une amélioration bien notable, il restait trop peu de chances de succès pour le continuer avec avantage. On doit, dans ce cas, sacrifier l'animal.

Pour la morve aiguë, une aggravation progressive des accidents pendant trois ou quatre jours, doit déterminer l'abattage du cheval.

Je me résume :

1° Les *diverses espèces* de morve et de farcin doivent être considérées comme des *formes* variées d'une même affection générale.

2° *Toutes* les formes de morve et de farcin sont contagieuses, mais à différents degrés.

FIN.

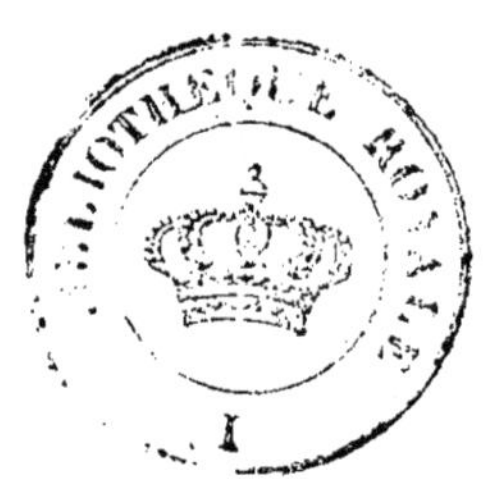

www.ingramcontent.com/pod-product-compliance
Ingram Content Group UK Ltd.
Pitfield, Milton Keynes, MK11 3LW, UK
UKHW021556260726
13993UKWH00002B/882

9 782329 443171